Wir haben es geschafft!

Erfahrungsgeschichte einer Mutter

Inhalt

2. Nachträgliche Gedanken zum Thema ADHS

Impressum
© November 2018 Karla Herzog
www.adhs-erfahrung.de
info@karla-herzog.de
Foto: 123rf.com
Umschlaggestaltung: CreAKtiv Design,
Salvatore Oliverio

Vorwort

Liebe Eltern,

um die Erlebnisse mit meinem Sohn Jakob besser verarbeiten zu können, habe ich schon, als er noch sehr jung war, angefangen ein Tagebuch zu schreiben. Der Gedanke, dass ich meine Erfahrungen in einem Buch bündeln wollte, kam erst viele Jahre später. Jetzt liegt es vor euch und ich wünsche mir, dass ihr euch in diesen Zeilen wiederfindet, euch nicht so ohnmächtig und alleine fühlt und Antworten findet. Zudem wünsche ich euch viel Kraft, den Weg mit eurem Kind gemeinsam zu gehen. Zeiten, die mit Liebe und Hoffnung gepflastert sind und euch auch die so schönen und wunderbaren Seiten eures Kindes zeigen. Ich bin dankbar, weil ich einem ganz besonderen Menschen, nämlich meinem Sohn geholfen habe, in sein Leben zu finden. Um ihn zu schützen, habe ich unsere Namen geändert. Alle anderen Namen sind auch erfunden, jedoch nicht die Erlebnisse oder die Personen.

„Ein jeder hat seine eigene Art, glücklich zu sein, und niemand darf verlangen, dass man es in der seinigen sein soll."
Heinrich von Kleist

Über mich

Jakob, mein Sohn, ist am 10. Januar 2006 zwölf Jahre jung geworden. Ich, seine Mutter, bin zu diesem Zeitpunkt 43 Jahre alt. Als Jakob gezeugt wurde, war ich eine 31-jährige und selbstständige Frau. Meine eigene Mutter bestand immer auf einer guten Ausbildung und so ging ich nach dem Besuch des Gymnasiums in die weite Welt hinaus. Ich schaffte es bis nach Wuppertal. Drei Jahre später, mit dem Staatsexamen als Hebamme in der Hand, zimmerte ich an meiner Zukunft. Ich arbeitete in verschiedenen Krankenhäusern und mit den Berufsjahren und den daraus resultierenden Erfahrungen breitete ich mein Arbeitsspektrum immer weiter aus: ich betreute Schwangere und junge Mütter auch vor und nach der Geburt – und in meiner eigenen Praxis bot ich verschiedene Kurse für Schwangere und Wöchnerinnen an. Privat schlängelte ich mich durch Hochs und Tiefs, familiär wie auch partnerschaftlich. Eines Tages jedoch, ich hatte meines Erachtens den richtigen Partner gefunden, keimte auch in mir der Wunsch nach einem Baby. Gedacht, gesagt, getan, und ... schwanger! Meine Schwangerschaft läutete einen völlig neuen Lebensabschnitt ein.

An dieser Stelle möchte ich erwähnen, dass man mir als Kind sicherlich auch ADS-typische Symptome hätte nachweisen können. Allerdings hatte ich bis zur Geburt meines Sohnes Jakob noch nie etwas von diesem Erkrankungsbild gehört – wenn es denn auch tatsächlich eine Krankheit ist!

War ich eigentlich die einzige Schwangere, die nur mit der Zeugung eines Kindes schon erschöpft war? Ich schlich mich zur Arbeit, ich schlich im Kreißsaal umher und ich schlich wieder nach Hause. Zwischendurch musste ich ungewöhnlich oft zur Toilette. Diesen ständigen Harndrang konnte ich mir nicht erklären. Ich war gerade erst in der siebten Woche schwanger und spürte das auch eindeutig. Da ich gerne rauchte, musste ich schnell eine Entscheidung fällen. Ich entschied mich für das Wohlergehen meines Babys und hörte mit dem Rauchen auf. Auf die Zigaretten zu verzichten fiel mir leicht, aber die sich dann einstellende Übelkeit war ganz grausam. Ich gehörte zu dieser Sorte von Schwangeren, die sich nie, fast nie übergeben können. Nein, ich hatte nur von morgens bis abends das Gefühl, mich übergeben zu müssen. Keine Morgenübelkeit, wie man sie im Allgemeinen aus der Literatur kennt. Nein, meine Übelkeit begleitete mich überall hin und das nicht nur bis zur zwölften, sondern bis zur 28. Schwangerschaftswoche. Anfänglich bekam ich die Übelkeit ein wenig in den Griff, indem ich Bonbons lutschte. Anschließend versuchte ich es mit Kaugummis. Am besten war sie auszuhalten, wenn ich aß. Also habe ich ständig irgendetwas, natürlich Gesundes gegessen. Zu dieser unsagbaren Übelkeit gesellte sich eine starke Geruchsempfindlichkeit. Es gibt Restaurants, die ich seit dieser Zeit nicht mehr betreten habe.

Ich nervte mit meinem Zustand, der tatsächlich kaum zu ertragen war, alle meine Freunde und Bekannten. Ab der 28. Schwangerschaftswoche, also ab dem achten Monat etwa, ging es mir gut, nein, sehr gut und so war ich dann doch noch in guter Hoffnung. Unser Baby, von dem wir nicht wussten, ob es Männlein oder Weiblein werden würde, war so gut zu mir. Ich wurde nie geboxt, ich bekam immer Luft, ich war energiegeladen und das Kind hat mich nie gestört. Es war immer lieb, wirklich.

Hallo Jakob!

Jakob kam zehn Tage nach dem errechneten Termin zur Welt. Es war eine Spontangeburt. Immer wieder wurde ich im Laufe der Jahre nach dem Geburtsverlauf gefragt. Ich gebar unseren kleinen Sohn in nur knapp fünf Stunden. Wenn ich ehrlich bin, hätte man die Geburt dennoch per Zangengeburt oder Saugglocke etwas früher beenden sollen, denn die Austreibungsphase von eineinhalb Stunden war zu lang, die Pressphase soll in der Regel nur eine halbe Stunde andauern. So war Jakob auch sichtlich erschöpft, wollte erst gar nicht regelmäßig atmen und war sehr, sehr schlapp. Nach zehn Minuten hatte er den Weg in diese Welt gefunden und schaute uns sehr ernst, mit einer in Falten gelegten Stirn in die Augen. Irgendwie war uns damals schon klar, dass Jakob ein ganz besonderes Kind ist. Nun gut, das behaupten alle Eltern, die ihr gerade geborenes Kind im Arm halten. Jakobs Blick war tiefsinniger, fordernder und ernster. Ich sah, dass er ganz genau wusste, was er will und was nicht. Sein Gesichtsausdruck war anders als der von mehr als 2.000 Babys, denen ich im Laufe meiner Hebammentätigkeit ins Gesicht geschaut hatte.

Jakobs erstes Lebensjahr

Ich stillte Jakob knapp ein Jahr, davon acht Monate voll. An meiner Brust war er ein zufriedenes Baby. In den ersten Wochen konnte ich mein Glück überhaupt nicht fassen. Jakob war gesund und entwickelte sich prächtig. Er schlief zwei bis drei Stunden, um dann nach einer Wachphase von eineinhalb Stunden wieder einzuschlafen.

Wir Eltern unternahmen schon in den ersten Wochen einiges mit ihm. Wir fuhren zu Familienfesten und ansonsten trug ich ihn im Didymos-Tuch überall mit hin. Diese permanente Reizüberflutung machte ihm, aus heutiger Sicht, zu schaffen und seine Schlafphasen wurden kürzer. Dann, in der sechsten Lebenswoche, bekam Jakob seine erste Mittelohrentzündung. Es sollten noch einige folgen. Er hatte Schmerzen und seine Schlafphasen wurden noch kürzer und seine Schreiphasen umso länger. Interessant ist, dass diese Symptome unmittelbar nach seiner ersten Impfung auftraten. War dies etwa alles eine Impfreaktion?

Ich war eine geduldige und nervenstarke Mutter. Aber mit der Zeit hält keine Frau diesen Zustand aus. Mein Nervenkostüm wurde immer dünner und die Arztbesuche häuften sich wie auch seine Erkrankungen. Eine Mittelohrentzündung jagte die nächste und die Infekte gingen übergangslos in die Bronchitiden. Unser bis dato schön geordnetes Leben wurde mächtig durchgerüttelt. Wir und Jakob waren wegen seiner Krankheiten ständig auf den Beinen bzw. bei Ärzten und kamen kaum noch zur Ruhe. Jakob weinte viel, er schrie viel und schlief so gut wie nie. Ich trug ihn und ertrug ihn. Die häufigen Antibiotika-Gaben taten ihr Übriges und nach nur neun Monaten fuhren wir das erste Mal zur Mutter-Kind-Kur nach Borkum. Die Nächte dort waren lang, weil Jakob nicht schlafen wollte oder konnte. Mit seinen neun Monaten war er schon gut zu Fuß, er lief von Stuhl zu Stuhl und bewegte sich mit einer beachtlichen Sicherheit. Ich war angespannt und genervt, aber auch immer noch voller Liebe und Geduld. Woher ich diese Geduld genommen habe, ist mir schleierhaft. Ich denke, ich wollte und musste eine gute Mutter sein und dies galt es zu beweisen. Also, Jakob lief und ich hinter ihm her. Eigentlich sollte es umgekehrt sein, aber das wurde mir erst viele Jahre später klar. Jakob lief, Jakob aß, Jakob zahnte und Jakob entwickelte sich. Auch ich lief, aß, verlor ganz nebenbei einen Zahn und zehn Kilo an Gewicht. Ich war so schlank wie nie zuvor. Da Jakob zu immer wiederkehrenden Infekten und Entzündungen neigte und ich nach viermaliger Gabe ein Hasskäppchen gegen Antibiotika entwickelt hatte, wechselte ich den Kinderarzt. Der neue Kinderarzt betrachtete seine Schützlinge ganzheitlich und behandelte sie in erster Linie pflanzlich und homöopathisch.

Jakob wurde getestet, pflanzlich und homöopathisch eingestellt und alle Allergie auslösenden Lebensmittel wurden gestrichen. Es folgten die Windpocken und dann zum Überfluss auch noch eine Lungenentzündung. Jakob meisterte beides mit den Alternativmedikamenten. Er reagierte sehr gut auf die vielen kleinen Globuli, die ich stündlich in seine Wangentasche geschoben hatte. Seit dieser Behandlung und mit Unterstützung der Homöopathie wurde Jakob von keinem ernsthaften Infekt, keiner Bronchitis oder Lungenentzündung mehr geplagt. Auch ist er seitdem ohne – ich betone – ohne Antibiotika ausgekommen.

Jakob war also mit seinem 15. Lebensmonat das erste Mal so richtig gesund. Er bekam seine Globuli und seine Dinkelprodukte, er aß Schaf statt Kuh und vegetarische Brotaufstriche anstatt Leberwurst. Eier, Weißmehl, Milch, Zucker und Soja waren tabu und auf diese Weise ernährten wir Jakob bis zu seinem fast dritten Lebensjahr. Die Auseinandersetzung mit den

Inhaltsstoffen in unseren Lebensmitteln hatte ich gerne in Kauf genommen und stieß dabei auf die Ernährungslehre nach Dr. Max-Otto Bruker – eine vitalstoffreiche Vollwertkost.

Die sozialen Kontakte

Patrick wurde Jakobs erster Freund, er war vier Monate älter und ein ausgesprochen ruhiges und liebes Kind. Seine Eltern und ich unternahmen viel miteinander. Wir fuhren gemeinsam in Urlaub, gingen viel spazieren, fuhren ins Hallen- oder Freibad und besuchten Tierparks, den Panorama Park und hatten viel Spaß miteinander. Jakob wurde durch Patricks Art ruhiger und Jakob motivierte Patrick. Es gab auch häufiger Streit, meist zwischen uns Müttern, weil Jakob oft über die Grenzen von Patrick ging. Jakob war in meinen Augen zu temperamentvoll und rücksichtslos und ich hatte Probleme mit angebrachter Strenge und Konsequenz. Eine Krabbelgruppe gründete sich und so traf man sich einmal wöchentlich. Die Mütter tranken Kaffee und die Kinder spielten. Alle Kinder waren nett und hörten, alle Kinder konnten sich länger mit etwas beschäftigen, alle Kinder aßen vorschriftsmäßig. Nur meiner, meiner war anders. Er war schneller, lauter, unruhiger, nicht unbedingt aggressiv, aber doch recht ungestüm und burschikos. Mich quälten Selbstvorwürfe und ich fragte mich ständig, was ich falsch machte. Ich wollte auch ein braves Kind wie die anderen Mütter haben, eines von der Sorte pflegeleicht, verschmust und folgsam. Jakobs Vater, Henry, sah das Ganze entspannter und ich ließ mich nur all zu gerne von ihm beruhigen. Meine Mutter sprach immer davon, dass sich Jakobs Verhalten „auswachsen" würde und außerdem sei er wie mein Bruder Axel. Meine Freundinnen sagten erst mal nichts.

Im Januar 1995 fing ich wieder an voll zu arbeiten. Ich war so froh. Für mich war der eigentlich anstrengende Dienst eine Wohltat. Jakob kam zu einer sehr netten Tagesmutter und am Nachmittag war dann sein Vater für ihn da. Wie jede pflichtbewusste Mutter ging auch ich mit meinem Sohn zum Mutter-Kind-Turnen und dort bewies Jakob das erste Mal seine Unfähigkeit zur Ein- und Unterordnung. Egal was die Sportlehrerin wollte, Jakob hörte nicht und befolgte keine Anweisungen. Selten konnte er sich in die Gruppe einfinden, nein, er machte immer nur sein Ding. Es war oft für die Unterrichtende wie für mich frustrierend. Ich war traurig. Jedoch war ich auch stolz, weil mein Kind kein Mitläufer war und zu allem und jedem ja sagte. Und obwohl er schon mit eineinhalb Jahren sehr oft zurechtgewiesen worden war und nur wenig Lob erfahren hatte, war er ein fröhliches Kind.

Die Badeanstalt sah uns wöchentlich. Wir genossen diese Zeit. Es war eine sehr, sehr schöne Phase, weil Jakob, genau wie ich, das Element Wasser über alles liebte. Im Wasser kamen wir uns nah, im Wasser konnten wir gemeinsam lachen, im Wasser vertraute mir mein Sohn und so kam es, dass er sich mit seinen knapp eineinhalb Jahren voller Selbstvertrauen wie ein kleiner Fisch im Wasser bewegte. Das Vorher und Nachher war natürlich sehr anstrengend, weil er sich nicht an- oder ausziehen wollte, ungeduldig und hibbelig war. Als die Freibadsaison eröffnet wurde, fand Jakob einen neuen Freund. Jonas! Die beiden kannten sich schon seit dem sie auf der Welt waren. Der Kontakt wurde in den Sommermonaten immer intensiver wie auch mein Kontakt zu Anna, Jonas Mutter. Wir wurden Freundinnen, in guten wie in schlechten Tagen.

Jakob schlief seit seinem 15. Lebensmonat tagsüber nicht mehr. Er war von morgens fünf oder sechs Uhr bis abends 22 oder 23 Uhr wach! Natürlich gab es feste Einschlafrituale, natürlich hatte ich wochenlang „Jedes Kind kann schlafen lernen" oder wie auch immer diese ganzen Ratgeber hießen, gelesen und umgesetzt. Jakob war resistent! Ich beneidete alle Mütter dieser Erde. Manchmal war ich geradezu wütend auf diese Mütter, manchmal wünschte ich diesen Müttern so einen Jakob. Und manchmal habe ich einfach geweint. Warum war bei mir alles anders? Bei uns war vieles anders, weil auch ich anders war, aber auch das erahnte ich erst Jahre später.

Jakob ging nicht an der Hand, er bewegte sich sicher in seiner Umwelt. Er brauchte mich einfach nicht, er erkundete seine eigene Welt. Egal ob er auf einen Baum kletterte oder im Schwimmbad auf dem Springbrett stand, er strotzte vor Selbstbewusstsein. Nichts war in seinen Augen gefährlich, auch eine viel befahrene Straße nicht. Ich rannte, ich schrie, aber das Kind lief einfach drauf zu. Er war immer aktiv und neugierig. Jedoch war seine Konzentrationsfähigkeit nicht so ausgeprägt wie bei seinen Altersgenossen. Die anderen Kinder konnten durchaus lange auf dem Schoß der Mutter oder des Vaters sitzen. Mein Sohn hüpfte meist nach relativ kurzer Zeit wieder runter.

Wir Mütter saßen oft gemütlich an warmen Markttagen in der Eisdiele bei einem Glas Wasser oder einer Tasse Kaffee. Natürlich saßen auch die Kinder ganz gemütlich in ihren Buggys und schauten lieb in die Welt. Mein Sohn jedoch war unruhig, aufgrund des Schlafmangels oft schlecht gelaunt oder lief einfach weg. Er ließ sich nicht durch einen Schnuller beruhigen, bei anderen klappte das. Jakob spuckte diesen angewidert aus. Er lehnte den Daumen, die Flasche und den Schnuller ab. Dies hatte er nicht gelernt, ich hatte ihm von Anfang an nur meine Brust angeboten und sonst nie etwas anderes. Er kannte keinen Schnuller und keine Flasche. Die Ironie war, als ich mir mit diesen Hilfsmitteln etwas Ruhe erkaufen wollte, lehnte er beides vehement ab.

Als Jakob zwei Jahre alt war, sprachen fast alle Kinder in seinem Alter gut – Jakob jedoch hielt nicht viel vom Reden. Seine Sprachentwicklung war etwas verzögert. Jeden Tag las ich ihm vor, aber die Bücher, egal welche Art von Buch es auch war, weckten sein Interesse nicht. Eins gab es – ein Baustellenbuch mit Baggern. Abends kam dann die Gute-Nacht-Geschichte, nach dem Kampf im Badezimmer. Jakob wollte oder konnte auch nur schlecht einschlafen. Das Abendritual nahm sicherlich fast zwei Stunden in Anspruch. Sechs Stunden Schlaf waren ihm genug, um dann wieder mit voller Power loszulegen.

Jakob als Kleinkind

Zwischen Jakobs zweitem und drittem Lebensjahr bezogen wir ein eigenes Haus. Nun hatten wir einen eigenen Garten, in dem wir nach Herzenslust arbeiteten. Wenn Jakob buddeln oder Steine schleppen konnte, ging es ihm gut. Er war ein zufriedenes und glückliches Kind. Er lachte viel und das brachte mich zum Lachen. Ich dachte oft, dass er seinen Weg gehen wird und das ihm sein starker Wille nützlich sein wird. Leider war mir nicht klar, dass sein starker Wille, oder auch seine Ich-Bezogenheit, ihm sein Leben in unserer Gesellschaft so schwer machen würde. Seine Grobmotorik war sehr gut ausgeprägt, für das Feine konnte er sich nicht erwärmen. Er wollte mit Buntstiften keine herrlich bunten Bilder malen oder ein Bild ausmalen. Still und in Ruhe spielen lag ihm gar nicht. Er war ständig in Bewegung und war nicht tot zu kriegen. Er war nicht in der Lage, sich länger und ausdauernd mit einer Sache zu beschäftigen. Seine Freude ließ nach kurzer Zeit nach und er suchte nach einem neuen Kick. Alles wurde demontiert, jedoch nicht wieder zusammengebaut. Seine Konzentration war mäßig, infolgedessen ließ sein Interesse an einem Spiel schnell nach. Jakob war überhaupt nicht ängstlich, nichts war zu hoch oder nicht zu erreichen. Er erreichte immer sein Ziel, ob es das Erklettern eines Baumes war oder das Balancieren über einen schmalen Steg. Diese Dinge erledigte er mit traumwandlerischer Sicherheit. Bei Gleichaltrigen sah dies häufig unbeholfener aus, oft brauchten sie Anleitung beziehungsweise Hilfe oder waren scheu und ängstlich. Dafür war ihre Sprachentwicklung altersentsprechend.

Ein großes Thema waren seine Tischmanieren. Jakob wollte oder konnte nicht stillsitzen, ständig wippte er auf seinem Stuhl herum. Er stand auf, ging zum Kühlschrank und öffnete und schloss die Türe. Auf und zu, auf und zu und auf und zu. Ich glaube, selbst wenn man ihn angebunden hätte, hätte er einen Weg gefunden, um weiter zu machen. Den Umgang mit Messer und Gabel lernte er nicht. Er löffelte die Suppe nicht, nein, er schleckte sie wie ein

Hund. Es war einfach schrecklich, jeden Mittag das Theater, erst in Ruhe, dann mit entsprechend angespannter Stimme, mit Wut, mit aufs Zimmer schicken, mit Tränen und Hoffnungslosigkeit. Alle Mütter waren in der Lage, ihre Kinder das Miteinander am Tisch zu lehren, aber ich versagte. Viele Mütter zeigten mir auch, dass ich versagte. Das tat weh. Sie hatten doch keine Ahnung wie es ist, so ein Kind zu haben. Viele sagten, es läge doch nur an der Erziehung, ich sei nicht konsequent und streng genug.

Ich kenne eine Familie mit drei Kindern und eines ist auch ein ADHS-Kind. Alle drei genossen die gleiche Erziehung, alle drei haben die gleichen Eltern und eine absolute Vollblutmutter. Und trotzdem, einer ist anders und er schafft es, die ganze Familie durcheinander zu wirbeln. Oft war diese Frau am Ende ihrer Kräfte und ich fühlte mich von ihr verstanden und nicht so oft als Versagerin. Sicherlich war ich nicht so konsequent wie andere Eltern. Ich kann das nicht. Wenn ich tagein, tagaus ständig reglementieren soll, wenn ich, um etwas zu erreichen, hundertmal anstatt zweimal etwas sagen oder machen muss. Wenn ich, damit mein Kind seine Zähne richtig und alleine putzt, zehn Jahre brauche. Wenn ich zehn Jahre brauche, damit mein Sohn morgens nicht trödelt, sich anzieht, wäscht, frühstückt und seine Zähne putzt. Wenn ich jeden Schritt, den er machen muss (jedoch nicht die, die er machen will), kontrollieren muss, dann kann ich nicht bei allen Dingen permanent konsequent sein. Jakob hat mit ungefähr zwölf oder 13 Jahren gelernt, einigermaßen mit Messer und Gabel zu essen. In der Öffentlichkeit waren seine Tischmanieren jedoch fast tadellos.

Der Tagesablauf

Jakob war drei Jahre alt und wir wohnten in unserem Haus mit Garten. Ich arbeitete als Hebamme in einem Krankenhaus im Sauerland. Natürlich hatte ich Schichtdienst, das heißt mit meiner halben Stelle musste ich zwei- bis dreimal pro Woche arbeiten. Wir Hebammen arbeiteten zwölf Stunden am Stück, im Tagdienst oder im Nachtdienst. Ich hatte keine festen Tage. Somit war der familiäre Tagesablauf nicht wie in anderen Familien ganz klar strukturiert. Bei uns war jeder Tag anders. Mal hatte ich Tagdienst, mal Nachtdienst, dann wieder hatte ich viele Wöchnerinnen, die ich zu Hause betreute. Meine Kurse, die ich in einer gemeinsamen Praxis mit einer Freundin und Kollegin anbot, liefen zweimal pro Woche abends. Heute weiß ich, dass das für unseren Sohn Jakob sicherlich nicht beruhigend war. So viele Unregelmäßigkeiten machten auch ihn unregelmäßig. Der unruhige Alltag machte auch das Kind unruhig. Mein „immer in Bewegung sein" machte auch ihn sehr beweglich. Dadurch, dass ich immer in Aktion war, entweder als Hebamme, als Lebensgefährtin, als Mutter, als Gärtnerin oder als Hausfrau, war auch Jakob ständig in Aktion. Aber auch diese Erkenntnis kam erst Jahre später.

Der Kindergarten

Jakob kam im Sommer 1997 in den Kindergarten. Der Ablöseprozess verlief ohne Probleme. Jakob kannte keine Berührungsängste, er lief einfach in seine Gruppe und wurde nicht mehr gesehen. Andere Kinder hingen am Rock- oder Hosenzipfel ihrer Mutter, weinten sich die Äuglein aus dem Kopf und waren mit der neuen Situation überfordert. Die Mütter dieser Kinder gingen, so glaube ich, mit schlechten Gefühlen nach Hause. Ich jedoch dachte wie schön es ist, ein Kind zu haben, welches so selbstständig und selbstbewusst ist. Schon damals war das Leben mit Jakob für mich ein Wechselbad der Gefühle. Auf der einen Seite hatte er einen starken Charakter, war für sein Alter sehr selbstsicher, aber die Kehrseite der Medaille war sein Eigensinn und die Tatsache, sich nicht unterordnen zu können – oder nicht zu wollen? Er gehorchte einfach nicht und zog sein Ding durch. Er nahm einfach keine Lehre an. Ich war hin- und hergerissen und fragte mich, wie ich Jakob etwas „gefügiger" machen könnte. Neben der normalen Literatur, die man als Mutter sowieso liest, kaufte ich den Erziehungsratgeber „Familienkonferenz". Viele Lichter gingen auf. Meine innere Haltung dem Kind gegenüber veränderte sich und es hatte den Anschein, dass ich eine Zeit lang besser mit unserer Situation klar kam. Ich lernte authentischer zu sein, meine Gefühle auch deutlicher zu zeigen, anstatt immer zum Wohle des Kindes meine Aggressionen oder meine Wut zu unterdrücken und hinter Freundlichkeit und Selbstdisziplin zu verstecken. Ich sendete Ich-Botschaften, jawohl. Ich lernte eine andere Art der Kommunikation. Ich teilte meinem Kind meine Bedürfnisse mit, anstatt immer nur seinen nachzukommen. Trotzdem fühlte ich mich nicht sicher, ich war ausgesprochen verunsichert im Umgang mit meinem Sohn. Dies war auch dem gesellschaftlichen Druck geschuldet. Streng zu erziehen, lag mir nicht. Es war schon immer so, dass ich anderen Menschen nichts aufzwingen will, was sie nicht möchten. Ich dachte, zu erziehen sei einfach. Frau und Mann leben vor und das Kind übernimmt automatisch das vorgelebte Verhalten der Eltern. Manche Kinder machen das auch. Manche Kinder lassen sich sogar begeistern und machen alles nach, manchmal bis hin zur Perfektion. Viele Kinder möchten ihren Eltern oder allen anderen Erwachsenen zeigen, was sie können. Die meisten Kinder sind wissbegierig und neugierig und es macht Freude, ihnen die Welt zu zeigen und zu erklären. Nicht so bei Jakob. Er war anders! Alles wurde am liebsten alleine erkundet und „natürlich wusste er schon mit drei Jahren alles besser".

Nachdem wir das Morgenritual mit 100 Prozent Verweigerung hinter uns gebracht hatten, gab ich geschwitzt und schlecht gelaunt und mal wieder die Nerven bis zum Anschlag angespannt, den Süßen im Kindergarten ab. Bei der Rückfahrt kam dann die Erleichterung, dann das schlechte Gewissen mit dem Mäntelchen der Traurigkeit. Ich hatte mal wieder versagt. Dieser alltägliche Kampf mit Jakob kostete Nerven. Trotzdem stand ich jeden Morgen mit Optimismus auf, trotzdem versuchte ich fröhlich den Kampf des Zähneputzens aufzunehmen und trotzdem liebte ich mein Kind. Gerade er muss geliebt werden, dachte ich. Da er immer anders war, suchte ich Hilfe im Außen. Ich sprach mit seiner Kindergärtnerin, einer wirklich kompetenten und weit blickenden Frau. Sie erlebte Jakob als einen echten Jungen. Sie empfand ihn als gut und richtig so. Jakob war in ihren Augen sehr ehrlich, hatte einen ausgeprägten Gerechtigkeitssinn, sich in kürzester Zeit seine Position in der Gruppe erarbeitet, war selbstbewusst, gut gelaunt und immer für einen Streich zu haben. Sie war der Meinung, dass es nur noch wenige Jungens dieser Art gibt.

Da unsere Jungen immer mehr von Frauen erzogen werden und auch die Väter eher partnerschaftlich mit ihren Söhnen umgehen, fehlt ihnen häufig die männliche Seite. Jungen dürfen nicht mehr Jungen sein – ein großes Problem in unserer Gesellschaft. So im Groben das Statement der Erzieherin. Ich sprach seine sozialen Verhaltensweisen an, sein Essverhalten und seinen Drang, ständig in Bewegung sein zu müssen. Jakobs Erzieherin erzählte mir von einer Ergotherapeutin, die einen sehr guten Ruf genoss. So ließ ich mir – damals war das noch möglich – von Jakobs Kinderarzt Therapiestunden auf Rezept verschreiben. Jakob ging nun zur Ergo und ich erfuhr, dass mein Kind sich in Ruhe nicht spüren kann. Die Ergotherapeutin erwähnte das Aufmerksamkeitsdefizitsyndrom, damals noch ADS genannt. Mein Kind war also ein Zappelphilipp, zumindest war das ihre Schlussfolgerung meiner Schilderungen.

Jakob und ich fuhren einmal pro Woche zur Ergo, ich denke, er war ungefähr zwei Jahre in Therapie. Er fand seine Stunden toll, er konnte sich austoben, spielen und Krach machen. Für ihn waren das bezaubernde Spielstunden, ein erwachsener junger Therapeut war sein Spielkamerad. Jakob genoss die Zeit in den Räumen der Ergotherapie sehr. Aber außer der Erkenntnis, einen Zappelphilipp als Sohn zu haben, geschah nichts. Er wurde trotz der Ergotherapie nicht ruhiger. Dieses Kind hatte, so spürte ich es, einen starken, einen eisernen Willen. Er war extrem impulsgesteuert, wenn etwas Neues, etwas Interessantes geschah. Sofort verlor er die Lust oder die Aufmerksamkeit für das, was er gerade tat. Er widmete sich dann freudestrahlend und hoch motiviert der neuen Sache. Das Alte war vergessen und uninteressant. Jedoch verließ ihn auch relativ schnell die Begeisterung für das Neue und so brauchte er ständig einen neuen Reiz, einen neuen Kick, um auf Hochtouren zu fahren. Alles Neue war toll, jedoch nur von kurzer Dauer.

Dieses Verhalten wirkte auf mich immer beängstigend. Jakobs Schwäche, seinen Fokus nicht längere Zeit auf eine Sache richten zu können, zog sich wie ein roter Faden durch sein bisheriges Leben. Tiefgründiger, ausdauernder und gewissenhafter zu agieren, schien ihm fremd zu sein. Für mich war es schwer, sein Verhalten zu akzeptieren und seine Art zu leben mit der entsprechenden Leichtigkeit zu begleiten.

Die Trennung

Mein Sohn brachte mich an meine Grenzen und ich ließ mich von ihm an meine Grenzen bringen. Wir als Eltern konnten die Zeit, die uns durch die aufreibende und intensive Betreuung des Kindes verloren gegangen war, nicht zurückdrehen und wir lebten uns fast unmerklich auseinander. Keiner hatte die Kraft und Lust oder überhaupt das tatsächliche Interesse, Beziehungsarbeit zu leisten. Und so kam, was kommen musste. Die Liebe war abgestorben und wir trennten uns. Jakob war fast vier Jahre alt, als sein Vater auszog.

Bis heute haben wir ein sehr gutes Verhältnis, es gab keinen Krieg, keine schmutzige Wäsche wurde gewaschen und wir können mit Sicherheit behaupten, dass wir dadurch eine für Jakob möglichst optimale Schadensbegrenzung vollzogen haben.

Die neue Situation

Nun war ich plötzlich auch noch eine alleinerziehende Mutter, eine berufstätige dazu. Es war gut, dass ich nicht zum Nachdenken kam. Denn heute würde ich das nicht mehr stemmen können, die ganze Verantwortung rund um das Haus, das Kind und den Beruf. Woher ich die Kraft genommen habe, ist mir schleierhaft. Das Kind ging in den Kindergarten und ich fuhr zu den jungen Müttern. Ich kümmerte mich um die Babys, deren Näbel und Pos und unterstützte die Mamis und Papis in ihrer neuen Rolle als Eltern. Mittags kochte ich und holte Jakob vom Kindergarten ab. Kampf in der Küche! Essmanieren einstudieren! Dann der nette Teil, raus in die Natur, in den Garten oder zu Freunden. Zweimal in der Woche hatte ich abends Kurse zu geben. Meine Mutter oder auch Jakobs Papa passten in der Zeit auf ihn auf. Nach den Kursen kam der abendliche Kampf – erst das Bad und dann das Bett. Er schlief und ich ging an die Hausarbeit und an meine Buchführung. Zwischen 23 und 24 Uhr fiel ich dann erschöpft mit Bauch- und Kopfweh ins Bett.

Nach der Trennung von Henry arbeitete ich überwiegend nachts. Das hieß, morgens um sechs Uhr aufstehen, dann den ganz normalen Alltag bewältigen, abends um 19.30 Uhr ins Krankenhaus zum Nachtdienst fahren. Nach dem Zwölf-Stunden-Dienst morgens um 9 Uhr, bin ich dann so zirka um 11.30 oder 12.00 Uhr wieder Zuhause eingetrudelt. Habe dann Jakob vom Kindergarten abgeholt, gekocht, gespielt, geputzt, um dann endlich, nach zirka 40 Stunden in den Schlaf zu fallen. Unser Tagesablauf war so unstrukturiert und für Jakob gab es keine festen Zeiten. Mal war ich da, mal wieder nicht. Sein Leben war nicht geordnet und gerade Kinder mit solchen Auffälligkeiten brauchen einen festen Ablaufplan. Das weiß ich heute. Um es auf den Punkt zu bringen: Jakob war vier oder fünf Jahre alt, hatte eine überforderte Mutter, keinen strukturierten Tagesablauf und wechselnde Bezugspersonen. Seine Oma und sein Opa waren immer für ihn da, sie verwöhnten ihn nach Strich und Faden. Sein Vater war immer ein guter Papa, aber Jakob ließ ihn nicht an sich heran und auch Henry war nicht in der Lage, sich dem Kind gegenüber zu öffnen. Und so glaube ich, dass Henry und sein Sohn keine so intensive emotionale Vater-Kind-Beziehung aufbauen konnten.

Die Urlaube

Es gab jedoch auch relativ entspannte Zeiten mit meinem Sohn. Immer wenn wir in Urlaub fuhren, hatten wir eine gute Zeit miteinander. Am Flughafen, nein schon Stunden davor, war Jakob wie verwandelt. Er gehorchte, er lief nicht weg und er kam mit neuen Situationen sofort zurecht. Jakob blieb an meiner Seite, natürlich wurde alles erkundet, aber er folgte eher und sobald ich ihn rief, war er da. Er strotzte vor Selbstbewusstsein und verfügte über einen ausgesprochen guten Orientierungssinn, woran sich bis heute nichts geändert hat. Er bewegte sich in jeder Umgebung wie selbstverständlich und kannte keine Angst. Jakob war allem und jedem gegenüber sehr aufgeschlossen. Für mich war es ein schönes Gefühl, ihn bei seinen Erkundungen zu beobachten und seine Selbstsicherheit zu erleben. Also machte ich ja doch nicht alles verkehrt, sagte ich mir. Ich wollte ja ein selbstbewusstes Kind. Und das hatte man mir, wer auch immer, gegeben. Einige würden jetzt sagen, ich wäre meinem Erziehungsauftrag nicht nachgekommen und hätte Jakob einfach machen lassen, aber das stimmt nicht. Ich wollte meinem Kind nicht seinen Willen brechen, das war es, was ich nicht wollte. Dass ich nicht immer den richtigen Weg eingeschlagen habe, weiß ich heute auch. Ich war eine geduldige Mutter, sicherlich auch in vielen Situationen inkonsequent. Konsequenz hatte ich in meiner Kindheit nicht erlebt, wie sollte ich sie dann praktizieren.

Jetzt könnte man sagen, das weiß man doch. Nein, das weiß man nicht! Ich kann es bis heute nicht besonders gut und ich komme regelmäßig an meine Grenzen, körperlich wie seelisch, wenn ich über längere Zeit konsequent sein will. Natürlich habe ich ja auch einen starken Gegner, nämlich meinen Sohn. Er hatte als Kleinkind immer genügend Zeit und selbstverständlich auch gar keinen anderen Gedanken, als sein Ding jetzt und sofort durchzusetzen. Jakob hat diese Machtkämpfe sehr oft für sich entschieden. Ja, so war es. Ich war weich, ich war einfach nur müde und abgekämpft, es fehlte die Kraft und oft auch die innere Einstellung. Ich wollte nicht immer nur tagein, tagaus die Mutter sein, die reglementiert. Neben der großen Verantwortung für Arbeit, Haus und Kind wollte ich auch einfach nur eine liebevolle Mutter sein.

Leider konnte ich damals nicht auf ein gutes soziales respektive familiäres Netz zurückgreifen. Meine Familie konnte mir nicht die Unterstützung geben, die viele andere junge Familien oder auch Alleinerziehende bekommen. Meine Eltern machten mir zusätzlich große Sorgen und ich musste sie über gut und gerne 15 Jahre finanziell unterstützen. Das war keine einfache Lebensphase, da ich ihnen leider auch in keinerlei Hinsicht vertrauen konnte. Und das meine ich auch tatsächlich so. Keiner kann nachvollziehen, was das für mich bedeutete. Keiner kann sich das vorstellen, wenn er es nicht selbst erlebt hat. Diese Erfahrung hat mich sicherlich zu der Mutter gemacht, die ich bin. Vertrauen, Liebe und Ehrlichkeit stehen bei mir zwischen zwei Menschen bis heute an erster Stelle. Danach erst kommen Respekt, Sozialverhalten, Autorität und Lebensplanung bzw. Bildung. Also, mein Kind war auch ein (Erziehungs-) Produkt meiner eigenen Sozialisation.

Jakob genoss unsere gemeinsamen Urlaube sehr. Wir waren ausgelassen, ließen uns treiben und ich hatte von morgens bis abends Zeit für ihn. Wir fuhren oft nach Formentera, eine kleine Nachbarinsel von Ibiza. Herrlich klein und überschaubar, lange schöne Strände und sehr viele nette Menschen. Den ganzen Tag verbrachten wir am Meer, fuhren mit einem Roller über die Insel, mein kleiner Sohn immer im Kindersitz hinten drauf. Abends gingen wir essen und dann schlafen. Jakob war immer noch sehr spontan und man konnte ihn nie lange aus den Augen lassen. Aber was sollte er am Meer denn Schlimmes anstellen? Nichts!

Das Meer fiel langsam ab und der Sand durfte geschmissen werden, Sandburgen durften gebaut und auch wieder zerstört werden. Er konnte laufen, schwimmen und buddeln. Ich buddelte, ich schwamm und warf mit Sandkugeln. Abends war ich zwar erschöpft, aber auch glücklich. Manchmal schaute ich sehnsüchtig nach den anderen Familien, bei denen sich Papa und Mama mit dem Kinderprogramm abwechselten. In meinen Phantasien träumte ich mich in die heile Welt einer glücklichen Kleinfamilie, mit gut gelauntem Papa, noch besser gelaunter Mama und einem rundherum zufriedenen Kind. Formentera war immer meine Zuflucht, wo ich annähernd das Gefühl hatte, es hat einen Sinn, dass ich auf dieser Welt bin. Dort fühlte ich mich in meiner Mitte. Dort fühlte ich so etwas wie Leichtigkeit und Glück. Dort war ich zufrieden. Jakob erging es dort ähnlich, glaube ich. Aber unser Leben hatte 52 Wochen im Jahr und was waren dagegen zwei oder drei Wochen Urlaub auf Formentera?

Jakobs Einschulung

Jakob war immer noch anders als alle seine Freunde, aber ich konnte mittlerweile ganz gut damit umgehen. Natürlich wurde ich immer häufiger auf Jakobs Sozialverhalten hingewiesen und eine gute Bekannte, das werde ich nie vergessen, weil es so wehgetan hat, malte mir Jakobs Zukunft in den dunkelsten Farben aus. Kommentare wie: „Er wird sich sozial nie integrieren und massive Probleme bekommen" machten mir Angst. Diese Aussagen sind auf so einen nährreichen Boden gefallen und verunsicherten mich immer mehr. Niemand wollte oder konnte das Kind so nehmen wie es war, mit all seinen Fehlern und seinem Anderssein. Immer gab man mir zu verstehen, das mein Kind verkehrt ist. Ich litt.

Dann kam das Jahr der Einschulung. Da Jakob in meinen Augen nicht schulreif war, unterhielt ich mich mit seiner Erzieherin über meine Gedanken und Vorbehalte. Mein Bauch sagte nein, aber mein Kopf meinte, wenn nicht er, wer dann sollte schulreif sein. Vieles in seinem Verhalten sprach für eine Einschulung. Körperlich und seelisch war er reif, aber seine Konzentration, sein soziales Verhalten und seine Unbeherrschtheit waren nicht altersentsprechend. Er war noch nicht in der Lage, stundenlang auf einem Stuhl ruhig zu sitzen und fleißig Schreibübungen zu machen. Er hasste es überhaupt, einen Stift in die Hand zu nehmen. Die Erzieherin sah mein Kind mit etwas anderen Augen und traute ihm mehr zu als ich es tat. Ihr Rat war mir wichtig, denn sie begegnete meinem Sohn immer objektiv und unvoreingenommen. Sie erkannte Jakobs Potenzial und sah nicht nur seine schwachen Seiten. Sie förderte seine guten Fähigkeiten, anstatt die negativen noch mehr zu verurteilen.

Also, Jakob wurde eingeschult. Ja, er wurde eingeschult und alles, aber auch alles wurde schlimmer. Ich weiß gar nicht, wo ich beginnen soll. Es macht vielleicht Sinn, einen Tagesablauf zu schildern. Jakob musste pünktlich aufstehen, um rechtzeitig in der Schule zu erscheinen. Erster Stressfaktor: anziehen, waschen, frühstücken, Zähne putzen, pünktlich am Bus sein. Schon diese knappe Stunde voller Widerspenstigkeiten reichte aus, um als Mutter das erste Mal für den Tag bedient zu sein. Da war so gar nichts von allmorgendlicher Harmonie, wie man sie immer in den Medien zu sehen bekommt. Nach dem Mittagessen standen dann die Hausaufgaben an. Oh Gott! Jakob war überhaupt nicht zu motivieren und er verweigerte sich von Tag zu Tag immer mehr. Er hatte keine Lust am Schreiben, Malen oder Rechnen. Er entwickelte weder Ehrgeiz noch Freude am Lernen oder Lesen. Ich war ratlos und hatte keinerlei Unterstützung. Jeden Tag saßen wir vor den Heften, oft stundenlang und trotz meiner Geduld wollte der Knoten bei meinem Sohn nicht platzen. Mir platzte dann aber der Geduldsknoten und ich schrie mein Kind an. Ich war verzweifelt und konnte seine Hartnäckigkeit des Nichtwollens nicht verstehen. Jakob schrie, Jakob verweigerte sich, Jakob schmiss seinen Bleistift umher, Jakob zerriss das Blatt, Jakob drückte den Stift so fest auf das Blatt, um seine Aggressionen los zu werden und Jakob warf sich auf den Boden. Ich schrie, weinte, beruhigte mich. Dann habe ich ihn gehauen! Ich habe meinem Sohn wegen Lernverweigerung die Nase blutig gehauen. Wie habe ich mich geschämt. Ich habe mich an einem sechsjährigen Kind, meinem Sohn vergriffen. Das habe ich mir bis heute nicht verziehen. Die Phasen mit den Hausaufgaben waren ein Drama und damals sah ich meinen Sohn schon als Penner in der Gosse liegen. Seine guten Fähigkeiten verabschiedeten sich aus meinem Blickwinkel und ich sah fast nur noch seine sogenannten negativen Seiten.

Nach acht Wochen Schule hatte Jakob dann seine ersten Herbstferien. Ich war so froh, denn wir wollten für ein paar Tage ins Disney-Land nach Paris und anschließend nach Formentera fliegen. Alles war gepackt und der Zug fuhr unmittelbar nach Schulschluss. Als wir die Klasse verließen, kam Jakobs Klassenlehrerin nicht umhin, meinen Sohn und mich mit einem niederschmetternden Satz in die Ferien zu schicken: „Ihr Sohn wird das Grundschulziel nie erreichen!" Nach nur acht Wochen hatte sie ihr Urteil über die

Zukunft meines Sohnes gefällt. Dafür „hasse" ich sie noch heute. In meinen Augen gehört so eine Pädagogin nicht in die Schule. Sie stand auf die braven, leicht zu führenden Kindern, die ihr den Unterricht einfach machten. Mein Sohn jedoch konnte keine 15 Minuten stillsitzen und spielte den Klassenclown.

Er war unangepasst und laut, ärgerte seine Klassenkameraden und machte, wie auch mir, sicherlich den Lehrern das Leben schwer. Trotzdem sind es doch gerade die Schwachen, die in unserer ach so sozialen Gesellschaft aufgefangen werden sollten. In unserer Gesellschaft soll doch der Starke den Schwachen mittragen. Davon habe ich bis heute nur wenig mitbekommen. Mein Kind funktionierte nicht so, wie es allgemein erwartet wurde, also deutete der allgemeine Tenor in Richtung Sonderschule, statt nach einer Förderung Ausschau zu halten und der Bereitwilligkeit, das Problem zu lösen. Die Lehrerin arbeitete nicht mit mir. Im Gegenteil: Es hagelte Vorwürfe und Tadel, darin war sie eine wahre Meisterin!

Die Diagnose

So ging ich mit meinem Kind mal wieder zum Kinderarzt und fragte, warum gerade er so impulsiv, so unangepasst, so stur und so ganz anders ist. Jakobs Kinderarzt, ein sympathischer Mensch, dem auch trotz seines Berufes das normale Leben kein Fremdwort ist, wusste sofort, was meinem Sohn fehlte. Ich schilderte Jakobs Verhalten, woraufhin er mir ein Buch über das Aufmerksamkeits-Defizit-Syndrom in die Hände legte. Er schien zuversichtlich, jedoch mich beschlich ein eigenartiges Gefühl. Ich ging mit meiner Literatur ins

Bett und las. Ich las und las und fühlte mich das erste Mal so richtig verstanden. Da war jemand, der mir wie aus dem Herzen schrieb, da war jemand, der auch so ein Kind hatte und da war jemand, der mir nicht permanent das Gefühl gab, versagt zu haben und an all der Misere Schuld zu sein. Ich fing an, mich mit dem so genannten Krankheitsbild auseinanderzusetzen. Ich bekam wieder Mut und beobachtete mein Kind sehr genau. Mein Urteil habe ich bis heute noch nicht gefällt, aber ich glaube fest daran, dass Jakob Grundzüge eines ADHS-lers besitzt.

Es gab im ländlichen Bereich noch nicht so viele Informationen und über einen Internetanschluss verfügte ich im Jahr 2000 auch noch nicht. Ich kaufte Bücher und las. Unser nächster Schritt war die Überprüfung durch Lehrer, Freunde und natürlich uns, seine Eltern. Unser Kinderarzt gab uns einige Fragebögen zu Verhaltensweisen und einige Muster, die von den jeweiligen Institutionen ausgefüllt werden sollten. Gleichzeitig, da sich die Situation in der Schule zuspitzte, nahm ich Kontakt zu Jakobs zuständigem Schulpsychologen auf. Die dritte Anlaufstelle war eine Therapeutin mit Schwerpunkt „ADS", die, um sich über Wasser zu halten, eine halbe Stelle in Bonn in einer Klinik und die andere halbe Stelle in unserem Wohnort wahrnahm. Sie erzählte uns einiges über ADS und dessen Behandlungsmöglichkeiten. Ich fühlte mich durch ihre Aufklärungen und Anteilnahme nicht mehr so alleine mit unserem Problem. Ich war erleichtert. Jakob ging einmal wöchentlich zu ihr in die Praxis. Anschließend haben wir gemeinsam einen Plan aufgestellt, um das alltägliche Leben mit Jakob zu „entschärfen". Vieles lief über Belohnungsrituale, wobei tage- oder auch wochenweise Punkte für gutes Verhalten vergeben wurden, die zum Schluss mit einem Eis, einem Kinobesuch oder MacDonalds und dergleichen eingelöst wurden. So wurden Punkte für fertiggemachte Hausaufgaben gegeben oder auch für regelmäßig geputzte Zähne. Jakobs Punkteschlange hing an seinem Schrank und jeden Tag konnte er seine Schlange verlängern. Ich dachte oft an die Pawlowsche Konditionierung. Nachdem die Therapeutin sich in die Richtung eines ADS-Syndroms äußerte, wurden wir mit sämtlichen Papieren des Kinderarztes, der Therapeutin und Jakobs Lehrerin zu einem Neurologen mit dem Schwerpunkt „Aufmerksamkeitsdefizitsyndrom" geschickt. Jakob wurde durchgecheckt und ich kann mich noch genau daran erinnern, wie sich mein Kind in der Gegenwart des Neurologen zeigte. Normalerweise war Jakob in der Lage, zehn Minuten still zu sitzen und auch zuzuhören. Immer wenn ich wollte, dass er zeigte, was in ihm steckt, war er häufig sogar so ein Vorzeigekind, so dass der Anschein entstand, dass ich, seine Mutter, wohl etwas überstrapaziert war. In der Praxis damals aber ging er mit Charme über Tische und Bänke, nicht aggressiv, aber gut gelaunt und der Arzt hatte seine wahre Freude. Ich auch.

Endlich war jemand bereit zu sehen, wie mein Kind tickte, dachte ich. Ausgestattet mit einer gesunden Portion Empathie, nahm der Neurologe meinen Sohn so an, wie er nun einmal war. Jakob fühlte sich in seiner Gegenwart so sicher, dass seine Maske sofort abfiel und er tatsächlich seine Persönlichkeit offen und unverblümt zeigte.

Der Arzt untersuchte Jakob, lachte mit ihm und ich war so dankbar, dass ich einen kleinen Sohn hatte und kein Ungeheuer. Der Arzt bestätigte die Diagnose „ADS" und riet zur Ritalin-Behandlung.

Mit diesem BTM-Rezept (Betäubungsmittel-Rezept) in der Tasche und meinem Kind an der Hand spazierte ich durch die Stadt und fragte mich, was ich denn jetzt tun sollte. Ich war so unsicher. Diese Unsicherheit war da, ist da und wird immer bleiben. Neben den ärztlichen und therapeutischen Abklärungen kam es natürlich in der Schule immer wieder zum Eklat. Es fällt mir bis heute schwer, darüber zu sprechen oder zu schreiben, weil diese Erfahrung mich bis heute sehr traurig, aber auch wütend macht. Jakob war rebellisch, Jakob war unerzogen, Jakob verweigerte, Jakob war laut, Jakob tobte, Jakob hörte nicht, Jakob war unruhig, Jakob war temperamentvoll und Jakob war aggressiv. Es gab nichts Gutes! Seine schulischen Leistungen waren schlecht und seine Hausaufgaben waren eine Tortur.

Alles, was ich in der Presse über ADS lesen konnte, war auch nicht wirklich erhellend. Die Medien waren, wie auch ich, kritisch und hinterfragend. Hilka de Groot schrieb in einem Artikel in der Süddeutschen Zeitung vom 14.12.2001, *("Das späte Zittern des Zappelphilipps – Falsch verordnete Medikamente für hyperaktive Kinder könnten das Risiko für die Parkinson-Krankheit erhöhen")* dass die Ursache der Krankheit noch nicht bekannt ist und dass die Medikamente, also Methylphenidat, innerhalb der letzten sieben Jahre 14-mal so vielen Kindern verabreicht wurde. *„Doch nun warnen Wissenschaftler davor, dass Methylphenidat schwerwiegende Spätschäden bis hin zur Schüttellähmung verursachen kann. Denn die Arznei greift im Gehirn in den Stoffwechsel ein, der auch bei der Parkinson'schen Erkrankung gestört ist."* Für mich war sehr interessant, dass Jungen dreimal häufiger betroffen sind als Mädchen. Klar war für mich auch, dass ich Jakob auf keinen

Fall Ritalin geben würde. Seine Lehrerin hatte ihn aufgegeben, er passte nicht in ihr Schema. Diese Frau war, so glaube ich, eine sehr unglückliche Frau. Sie wirkte auf mich sehr unzufrieden, aber sie war auch in der Lage, diesen Zustand mit einer Art von Hochmut bzw. Arroganz zu überdecken. Sie war die Frau Lehrerin, Punkt. Sie zeigte kein Verständnis, kein echtes Interesse, es schien ihr einfach nur lästig zu sein – das Problem Jakob. Es tut gut, das zu schreiben. Denn es ist an der Zeit, dass Kinder, die anders sind, egal warum und weshalb, nicht aus einem bestehenden Raster herausfallen, sondern Hilfe bekommen. Natürlich hatte ich mich über alternative Schulformen, wie das Konzept der Waldorf Schule oder auch die der Montessori Pädagogik, informiert. Das ganzheitliche Bildungskonzept entsprach schon immer mehr meinen Vorstellungen als unser normales Schulsystem. Gescheitert ist das Ganze aufgrund der Entfernung zur Schule. Jakob hätte ein bis zwei Stunden Anfahrt an einfacher Strecke auf sich nehmen müssen und das erschien mir wirklich zu lange. Da es keine Schulbusverbindung zu den beiden in Frage kommenden Standorten gab, hätte ich ihn morgens bringen und mittags wieder abholen müssen. Vielleicht wäre eine Fahrgemeinschaft zustande gekommen. Vielleicht. Die Eltern müssen sich in diesen Schulen sehr stark mit einbringen, wie sollte ich das denn auch noch neben meinem Beruf, dem Haus und der Praxis geregelt kriegen. Neben diesen Erwägungen, die ich natürlich auch mit vielen Freunden besprach, kam noch ein Punkt hinzu. Fast alle waren der Meinung, dass die Kinder der Waldorf-Pädagogik nicht mitten im Leben stehen und Träumer sind. Fast alle gaben zu bedenken, dass Jakob dann noch mehr aus der Art schlagen würde und sich dann nimmermehr in unsere Gesellschaft integrieren würde.

Das waren harte Argumente und so entschied ich mich damals für die ganz normale Regelschule, also die Grundschule, und biss in einen echt sauren Apfel. Große Klassen, bis zu 32 Kinder mussten von einem Lehrer unterrichtet werden. Disziplin und Gehorsam waren natürlich selbstverständlich. Die Kinder konnten nicht individuell gefördert werden, wie denn auch. In der Bildungspolitik wurde seinerzeit immens gespart. Das jeweilige Engagement der Lehrer kann und will ich nicht beurteilen, aber auch sie sind gewissen Zwängen unterworfen und halten sich häufig an ihrem Lehrplan fest. Mitten in dieser scheinbar so intakten Welt lief mein Sohn unangepasst und störend herum.

Als ich dann mit der vom Arzt festgestellten Diagnose bei der Lehrerin vorsprach, verlor ich nie das Gefühl, dass sie mich und auch die Problematik von Jakobs Verhalten nicht wirklich ernst nahm. Für sie war ADS eine Mode-Erscheinung, keine Krankheit. Für sie lag Jakobs Verhalten nur an der Erziehung. Sie machte sich noch nicht einmal die Mühe, die Möglichkeit in Betracht zu ziehen, dass es so sein könnte. Sie setzte sich nicht mit dem Phänomen ADS auseinander. So kam es dann zu einem Gespräch mit Jakobs zuständigem Schulpsychologen. Wir, seine Eltern und er, saßen in der Schule und wir berichteten von Jakobs oppositionellem Verhalten. Der Therapeut, schon lange im Geschäft und seine Augen und Ohren hatten sicherlich schon sehr viel mitbekommen von dem Leben mit Kindern, beruhigte uns auf so eine väterliche Art, dass ich immer wieder den Tränen nah war. Er erklärte uns die wahnsinnige Umstellung für die Kinder beim Schulbeginn und dass einige Kinder länger als andere brauchen, um sich anzupassen.

Das ruhige Sitzen, das Konzentrieren über Stunden, die Schreibübungen, das Sozialverhalten und vieles mehr ströme auf die Kinder ein. Jedes Kind verarbeitet solch eine Umstellung anders. Und
so verabschiedete uns der Psychologe und bat uns um Geduld im
Interesse des Kindes. Ich war etwas enttäuscht, denn ich dachte, er
würde Jakob im Klassenverbund beobachten, um uns dann, un-
abhängig von den Lehrern, ein Bild geben zu können. Ich hatte
gehofft, er könnte herausfinden, ob Jakob einfach nur "verzogen
war" oder tatsächlich ein Problem mit seiner Aufmerksamkeit hat.
Ich fühlte mich allein gelassen, frustriert und hatte Angst. Aber ich
hätte es mir ja einfach machen können. Ich hätte die Tabletten, die
zu den Betäubungsmitteln gehören, in der Apotheke holen können.
Ich hätte meinem Sohn die Medikamente, die in der Presse heiß dis-
kutiert wurden, verabreichen können. Aber nein, so wollte ich das
nicht. Ich wollte meinen Sohn nicht ruhigstellen, ich wollte nicht,
einfach mir nichts, dir nichts, ihm Retalin geben. Auf der einen
Seite waren Drogen verboten und standen unter Strafe und auf der
anderen Seite sollte ich sie meinem Kind täglich geben. Also suchte
ich nach Lösungen. Wir versuchten es mit Homöopathie, stellten
erneut die Ernährung um. Eine Zeitlang war das in den Medien der
angebliche Schlüssel zum Erfolg.

Jakob wurde auch durch die phosphatfreien und zuckerfreien
Lebensmittel nicht ruhiger. Wir achteten sowieso auf eine gesunde ausgewogene Ernährung und Jakob aß mit gutem Appetit fast
alles.
Es gab äußerst selten Fertiggerichte und als Getränk kannte er nur
Mineralwasser. Ich bemühte mich, mehr über das Thema ADS zu
erfahren und ging zu Info-Abenden und versuchte mich in das

Seelenleben meines Jungen hineinzuversetzen. Es erschreckte mich, wie viele Eltern ihre Kinder ruhigstellten und sogar noch stolz darauf waren. Die Zukunft dieser Kinder wurde nicht gerade rosig dargelegt. Die Prozentzahlen habe ich nicht mehr im Kopf, aber die Kriminalität und Drogenabhängigkeit stiegen wie auch das Nichterreichen eines Schulabschlusses. Die Prognosen dieses Krankheitsbildes machten mich ängstlich und ohnmächtig. So oft fragte ich mich: „Warum ich, warum wurde mir ein solches Kind gegeben? Wie soll ich das schaffen?" Aber wenn ich ihn dann sah, in seiner Welt, eigentlich so glücklich und zufrieden, schöpfte ich Kraft. Es war nie viel Energie da, aber immer gerade so viel, dass es weiterging. Jedoch! Schwindel, Migräne, Drehschwindel mit Erbrechen, Magen-, Glieder- und Muskelschmerzen setzten mir zu. Ich spürte, dass ich immer schwächer und die tägliche Arbeit immer anstrengender wurde. Auf einen Nenner gebracht war Jakob in der Schule überfordert und ich als Mutter mit meinem kleinen Jakob. Es gab aber keine Lösung. Er musste weitermachen und ich auch. Ich arbeitete weiter im Krankenhaus, in der Praxis und besuchte weiterhin meine Wöchnerinnen zu Hause. Jakob ging weiter zur Schule, bekam weiterhin Tadel und wurde weiterhin von den Lehrern und auch von mir bedrängt, doch fleißig zu lernen. Er hatte da schon keine Lust mehr zu lernen. Andere Kinder zeigten Interesse, waren wissbegierig und neugierig. Sie wollten lernen und zeigten, was sie konnten. Sie wollten gefallen und alles gut oder noch besser machen. Jakob wollte das alles nicht. Er wollte einfach nicht. Warum? Warum, fragt man sich, ist er anders? Was fehlt ihm? Warum hat er keinen Ehrgeiz, warum möchte er nicht mir oder dem Lehrer gefallen? Warum kann er sich nicht für fünf Minuten konzentrieren? Warum, warum, warum? Man kann sich den Kopf zermartern, aber man bekommt einfach keine Antwort darauf. Man kann sagen, er ist eigensinnig, man kann sagen, er macht das absichtlich, um die Aufmerksamkeit auf sich zu lenken. Man kann sagen, er will die Lehrer ärgern und man kann sagen, dass er verkehrt erzogen worden ist. Aber warum machte Jakob das eigentlich seit seiner Geburt, seit sieben langen Jahren? Müsste nicht irgendwann der Knoten platzen? Müsste er nicht irgendwann begreifen, dass er es einfacher hätte, wenn er sich anpasste? Jakob wollte nicht fleißig lernen und das missfiel seinen Lehrern. Sie gingen meines Erachtens nicht mehr auf ihn ein.

Es war nicht so, dass sie gerade ihn durch ihr hoffentlich erlerntes pädagogisches Geschick beeinflussen oder motivieren konnten. Nein, sie kamen mit Sanktionen und mit dem, was das Kind alles nicht konnte. Wehe, man hat in Deutschland ein Kind, welches nicht der Norm entspricht. Bei unserem bisherigen Bildungssystem steht man dann als Eltern allein auf weiter Flur. Natürlich gab es auch Ausnahmen, es gab motivierte und engagierte Pädagogen, aber in Jakobs erstem Schuljahr hatten wir leider kein Glück.

Die Erniedrigung

Das alles gipfelte darin, dass mein Sohn während des Unterrichts zur Toilette musste. In der ersten Klasse wird von den Kindern verlangt, in den Pausen ihre Notdurft zu verrichten. Sicherlich sind sehr viele Sechsjährige in der Lage, so lange einzuhalten. Mein Sohn spürte spät, dass er musste. Urin konnte er schon länger halten, aber wenn es um sein großes Geschäft ging, dann bitte sofort. Vielleicht lag das auch an seiner überwiegend vollwertigen Ernährung. Jakob musste also, meldete sich, fragte, ob er zur Toilette gehen dürfte. Er durfte erst nach Stundenschluss gehen. Das Argument: weil er ja so häufig in der Schulstunde zur Toilette ging. So kam es, dass mein Sohn in die Hose machte. Ja, lassen Sie das bitte langsam sacken und stellen Sie sich bitte diese Situation vor. Bitte versetzen Sie sich in einen kleinen Jungen, der so eine Erfahrung machen musste. Dieser kleine Junge war mein Sohn Jakob und seine Lehrerin rief erst zwei Schulstunden später an! Sie sagte, ich sollte doch meinen Sohn Jakob abholen, er hätte wohl Durchfall und würde so unangenehm riechen. Ich holte ihn ab und dachte an eine Durchfallerkrankung. Zuhause angekommen habe ich meinen Sohn gebadet, er hatte keinen Durchfall. Er hatte sich nicht getraut zu erzählen, was geschehen war. Als es anfing unangenehm zu riechen, wurde ich informiert. Ich war so wütend, als mein Sohn mit wundem Po in der Badewanne saß und mir den Hergang erzählte. Mir schossen die Tränen in die Augen. Es war als hätten sie meinem Sohn seine Würde gestohlen und mir gleich mit.

Ich rief Jakobs Papa an und ließ meinen Unmut los. Er ist sofort in die Schule gefahren und hat mit den entsprechenden Lehrern gesprochen. Die Lehrer argumentierten natürlich mit Jakobs Verhalten, dass gerade er immer in den Schulstunden zur Toilette gehen will. Andere Kinder müssten das nicht und außerdem sind die Pausen für den Toilettengang da. Aus heutiger Sicht hätte ich mich bei der Schulaufsichtsbehörde beschweren müssen, heute würde ich es auch tun. Damals jedoch fühlte ich mich schuldig. Vielleicht hätte dieser Vorfall an Gewicht verloren, wenn Jakob nicht danach ein sehr auffälliges Verhalten in Bezug auf den Toilettengang entwickelt hätte.

Nach diesem Vorfall ging Jakob erst nach seinem großen Geschäft aus dem Haus. Vorher war nichts zu machen, er ging einfach nicht. In seiner Grundschulzeit kam er häufig aus diesem Grund zu spät in den Unterricht. Wie oft war er schon unterwegs zur Schule, als es dann fünf bis zehn Minuten später an der Haustür schellte. Er ging dann noch schnell auf Toilette. Wenn wir irgendwo hingefahren sind, fragte er immer, ob es dort eine Toilette gäbe. Oft musste ich warten, bis er sich erleichtert hatte. In der Psychologie würde man wohl von einem Trauma sprechen. Dieses Verhalten hielt bis zu seinem elften Lebensjahr an. Ja, es waren fast fünf Jahre.

Neue Lebenssituation

Ich lernte einen neuen Mann und dessen Sohn Manuel kennen. Manuel war vier Jahre älter als Jakob und die beiden waren von Anfang an ein Herz und eine Seele. Nach nur sechs Monaten zogen wir alle zusammen. Ich zog mit Jakob aus dem eigenen Haus aus und Jakobs Vater zog wieder ein. Das war eine gute Lösung, weil Jakob sein Elternhaus nicht verlor. Jakobs Zimmer blieb so, wie es war. Mein neuer Lebenspartner und ich mieteten uns ein sehr schönes Haus mit einem großen Grundstück, mit Bachlauf, altem Baumbestand und unverbautem Blick in ein Wiesental. Jakob ließ ich vom Anfangsunterricht zurückstellen und so wurde er in dieser Kleinstadt neu eingeschult.

Man kann jedes Kind zurückstellen lassen, wenn man der Meinung ist, dass es zum Wohle des Kindes ist. Natürlich hatte ich ein sehr langes und ausführliches Gespräch mit dem Direktor. Ich erzählte ihm von Jakobs Verhalten. Er beruhigte mich dahingehend, dass sie jetzt eine Förderschule seien, mit Sonderschulpädagogen, die mit in die Klassen gehen, um gerade die schwächsten Schüler zu fördern. Er war sehr verständnisvoll und so ging ich frohen Herzens nach Hause. Jakob wurde im Sommer 2001 neu eingeschult und bekam eine hervorragende Lehrerin. Das erste Halbjahr lief ganz gut, natürlich war Jakob kein anderes Kind geworden, aber seine neue Lehrerin konnte einfach besser mit seinen Eigenarten umgehen. Sie sah Jakob als Kind, individuell, erkannte seine Stärken und Schwächen und nahm seine schwache Konzentration nicht persönlich, sondern ließ sie bei ihm. Sie mochte ihn, aber sie war auch konsequent und streng. Natürlich wollte sie wissen, wer Jakobs Eltern sind und besuchte uns, um sein soziales Umfeld kennenzulernen. Nie gab sie mir das Gefühl, versagt zu haben. Sie hat mich bestärkt und wir haben gemeinsam nach Lösungen gesucht. Ich bin ihr sehr dankbar.

Die Grundschulzeit

Jakob wurde zunehmend wieder wilder und unruhiger. Morgens, nachdem er aus dem Haus ging, war ich schon am Ende meiner Kräfte. Abends konnte er nicht einschlafen, morgens wollte er nicht aufstehen. Er wollte sich nicht anziehen, nicht frühstücken und sich nicht waschen, geschweige denn die Zähne putzen. Mittags wollte er keine Hausaufgaben machen. Alles, aber auch alles war ein Kampf. Ich befand mich mitten im Krieg, tagein, tagaus. Wer sollte diesen Krieg gewinnen und welche Waffen waren erlaubt? Jakob ging immer mehr in die Verweigerung und das tat er mit solch einer Geduld, die bemerkenswert war. Ich verzweifelte. Ich hätte ihn totschlagen können, Jakob wäre nie von seinem Standpunkt abgerückt. Ich war weichgekocht und suchte das Gespräch mit seiner Lehrerin. Mit ihr besprach ich die Verabreichung des Medikamentes Ritalin. Ich erzählte von unserem Alltag, wie traurig und auch wütend ich war und dass ich mir keinen Rat mehr wusste. Sie empfahl einen Kinderarzt und Kinderpsychiater in einer größeren Stadt.

Bevor ich Jakob dieses umstrittene Medikament nun doch verabreichen sollte, war es sinnvoll seine Meinung einzuholen. Ich vereinbarte einen Termin. Der Arzt praktizierte in einer wunderschönen Jugendstilvilla und ich war tief beeindruckt von der straffen Organisation der Angestellten. Im Wartezimmer saßen viele Mütter und Väter mit ihren Kindern und Jugendlichen. Jakob und ich setzten uns dazu und warteten darauf, aufgerufen zu werden. Der Arzt kam und schon war ich nicht mehr die selbstbewusste, sondern die unsichere, junge und unfähige Mutter. Er untersuchte meinen

Sohn und seine Art mit dem Jungen zu sprechen war überaus autoritär. Jakob war diesen Befehlston nicht gewohnt und auch ich empfand seine Art als nicht besonders kindergerecht. Ich hätte mir mehr Einfühlungsvermögen gewünscht. Als er mit der körperlichen Untersuchung fertig war, wurde Jakob schriftlich getestet. Der Test war in einem anderen Raum und während dieser Zeit erklärte mir der Arzt, woher seiner Meinung nach die Probleme unserer Kinder und Jugendlichen in unserer modernen Gesellschaft herrühren.

Seinen Ausführungen habe ich mit Interesse gelauscht, einiges war mir auch wirklich schlüssig. Er war mir in vielen seiner Einstellungen gegenüber Kindern zu streng. Für mich schien es, als seien die Kinder in seinen Augen keine eigenständigen Wesen mit einer eigenen Seele und eigenem Charakter. Die Erwachsenen haben die Kinder so zu formen, wie es in unserer Gesellschaft gerne gesehen wird. Angepasst, ohne eigenen Willen und uneingeschränkt gehorsam bis ins Erwachsenenalter. Als der Arzt mir seine Diagnose mitteilte, war ich hin- und hergerissen, denn nun hatte ich zwei Diagnosen innerhalb eines Jahres. Jakob sei ein Tyrann und sein Fehlverhalten läge nur an der verkehrten Erziehung und an seiner Sozialisation. Er sei von mir „verpartnert" worden, sei auf der Entwicklungsstufe eines Dreijährigen stehengeblieben. Bum! Jetzt war es raus – ich hatte versagt und alles verkehrt gemacht.

Der Arzt therapierte dann erst einmal mich. Ich habe viel in dieser Zeit gelernt, auch, nicht authentisch zu sein. Ich war nicht mehr die Mutter, die aus dem Bauch und Verstand heraus die Situationen entschied, sondern alles war einstudiert, alles war autoritär. Ich war nicht mehr ich selbst. Erst lernte ich, wie Jakob lernt, zuzuhören oder auch nach einmaliger Aufforderung zu folgen. Natürlich hörte und folgte mein Sohn nicht beim ersten Mal. Also, laut Plan sprach ich einfach nicht mehr mit ihm. Ich entzog mich und ich reagierte nicht. Jakob war total irritiert. Dann forderte ich ihn in der Befehlsform auf, etwas zu erledigen: Hol' mir bitte das Salz oder bring' bitte den Abfall weg. Reagierte Jakob nicht, verstummte ich. Reagierte er sofort, sprach ich mit ihm. So ging das wochenlang. Das war eine harte Zeit.

Jakob fing darauf hin an, in der dritten Person von sich zu sprechen. Mir zerriss es mein Herz als er weinend vor mir stand und immer wieder sagte "Jakob möchte aber Brötchen essen. Jakob möchte aber Brötchen essen, Jakob möchte aber ... ." Ich habe mich gehasst und mir immer vorgestellt, wie ich mich fühlen würde, wenn ein Mensch sich mir gegenüber so verhalten würde. Aber ein tyrannisches Kind, welches in unserer Gesellschaft nicht anerkannt wird, welches überall wegen seines Verhaltens aneckt, wollte ich auch nicht. Also übte ich weiter, aber mein Sohn war härter und ausdauernder als ich. Es kam die nächste Stufe des Erziehungs- oder besser Umerziehungsprogramms. Ich schloss Jakob in sein Zimmer ein. Er sollte lernen, seine Hausaufgaben zu machen. Er schrie, er weinte, er war aggressiv und er versuchte, das Türschloss der Glastüre zu knacken. Trotz des Einschließens machte er seine Hausaufgaben nicht. Der Arzt hatte mir ein anderes Ergebnis versprochen. Ich weiß nicht, wann ich aufgegeben habe, aber ich habe resigniert. Ich konnte mich nicht mehr verbiegen, all meine Mutterliebe dümpelte so vor sich hin.

Nach eineinhalb Jahren habe ich die Verhaltenstherapie abgebrochen. Ich hatte die Flügel gestreckt, ich lag am Boden, ich hatte versagt! Ich war nicht in der Lage, meinen Sohn zu erziehen. Nach dieser Verhaltenstherapie wurde Jakob homöopathisch eingestellt. Leider brachten diese Hochpotenzen über Monate hinweg auch nicht den ersehnten Erfolg.

Gesundheitliche Probleme

Im Mai 2002 erkrankte ich chronisch. Eine Autoimmunerkrankung sollte mein ganzes Leben verändern. Ich wurde krankgeschrieben, ging zur medizinischen Rehabilitation und ein halbes Jahr später zur Arbeitserprobungsmaßnahme. Jakob nahm ich zu der BfA-Maßnahme mit. Er ging im gleichen Ort zur Schule und nachmittags, bis ich Feierabend hatte, war er im hauseigenen Kindergarten untergebracht. Drei Wochen lang wurden dort meine Fähigkeiten für viele Berufsgruppen getestet. Am Ende stand fest, dass ich aufgrund meiner Erkrankung als Hebamme im Kreißsaal nicht mehr arbeiten durfte und darüber hinaus zum damaligen Zeitpunkt für nur 3 Stunden täglich belastbar war. Ich wollte jedoch arbeiten, ich hatte Angst vor den Konsequenzen. Also beantragte ich eine Weiterbildung zur Pflegepädagogin. Diese wurde von der BfA mit der Begründung ... „eine Weiterbildungsmaßnahme sei nicht leidensgerecht ..." abgelehnt. 2003, nach dem negativen Verlauf des Einspruchs, stellte ich auf Anraten der BfA-Beraterin einen Antrag auf Erwerbslosenrente. Seit Ende 2004 bin ich Rentnerin auf Zeit. Ich fiel in ein Burnout und ging gleichzeitig zur meiner ersten Gesprächstherapie.

Das dritte und vierte Schuljahr

Für Jakob lief es in der dritten Klasse ganz gut – für seine Verhältnisse wohlgemerkt. Ich weiß nicht mehr, ob die Tests für die PISA-Studie im dritten oder vierten Schuljahr durchgeführt wurden, aber ich weiß, dass Jakobs Testergebnisse zur Überraschung aller besser als erwartet waren. Auch las ich in einer esoterischen Zeitschrift über Indigo-Kinder. Darin hieß es, die Hyperaktivität sei Ausdruck einer besonderen spirituellen Entwicklung. Das war wieder so ein Strohhalm, der sich jedoch für mich nicht bestätigte. Jakob durchlief 2004 die dritte Klasse und kam im Sommer in die vierte. Das erste Halbjahr war entscheidend für Jakobs Empfehlung für die weiterführende Schule. Von September 2004 bis Januar 2006 bekam er in Deutsch und Mathematik Nachhilfe beim ortsansässigen Studienkreis. Ich versprach mir von der Nachhilfe, dass Jakob lernen würde zu lernen. Wir konnten die Hausaufgaben immer noch nicht gemeinsam angehen. Nicht nur Jakob war am Ende seiner Kräfte angelangt, auch ich stand dann immer kurz vor einem Nervenzusammenbruch. Jakob weigerte sich grundsätzlich, mit mir die Hausaufgaben zu machen und so hatten wir auch am Nachmittag immer Ärger. Morgens Ärger, Auseinandersetzungen beim Mittagstisch, nachmittags verweigerte er sich und abends konnte und wollte das Kind nicht einschlafen.

Jakob war treu, nicht aggressiv und überhaupt nicht dominant bei seinen Freunden. Er beschützte und verteidigte sie bis aufs Blut. Jakob hat bis heute einen ausgesprochen starken Gerechtigkeitssinn, ist nicht nachtragend und auch nicht Besitz ergreifend oder eifersüchtig. Die Mütter und Väter seiner Freunde verstanden überhaupt nicht, wieso er in der Schule so ein auffälliges und aggressives Kind war. Bei ihnen zu Hause gab es nie, so sagten sie, einen Grund, um Jakob zurechtzuweisen. Er sei zuvorkommend und lieb. Damals schon merkte ich, dass Jakob, wenn er sich angenommen fühlte, wesentlich zugänglicher und weicher war. Er ließ sich einfach besser führen und war ruhiger und sozialer. Aber in der Schule, da war er unkonzentriert, unkoordiniert und unmotiviert. Er kasperte, er lief unaufgefordert einfach in der Klasse herum, er ärgerte seine Mitschüler, störte durch Hineinbrüllen den Unterricht. Auch die Nachhilfe brachte so gut wie nichts und seine Lehrerin sprach mich im Januar 2005 an. Sie meinte, dass Jakob zwar will, aber wohl nicht könne. Jakob wurde noch einmal getestet.

Wenn ich überlege, wie viele Gespräche, Therapien und Ärzte wir schon aufgesucht hatten, wie viel Zeit für all diese Untersuchungen uns verloren gegangen war. Habe ein unangepasstes Kind und du sitzt viele, viele Stunden in irgendeinem Wartezimmer. Die Diagnose lautete: „Hyperkinetische Störung des Sozialverhaltens". Die Tests hatten Namen wie CFT 20 – R, Zahlenverbindungstest, verbaler Lern- und Merkfähigkeitstest, d2-Aufmerksamkeitsbelastungstest, HAWIKIII und Angstfragebogen für Schüler.

Es gab eine zusammenfassende Befunderhebung und eine Empfehlung: „Die durchgeführten Untersuchungen ergaben ein durchschnittliches Begabungspotenzial, das aufgrund der deutlichen Aufmerksamkeitsproblematik höher einzustufen ist.

Die unterdurchschnittlichen Werte der Bereiche Arbeitsgeschwindigkeit, Sorgfalt, verbale Lernleistung, Konzentration und visuelle Aufmerksamkeit sowie die anamnestischen Angaben bestätigen eine hyperkinetische Störung mit Störung des Sozialverhaltens. Um einer sich abzeichnenden emotionalen Beeinträchtigung einerseits und einer negativen Entwicklungsprognose andererseits entgegenwirken zu können, besteht dringender Handlungsbedarf."

Und weiter: Jakob sollte aus dem vorhandenen Negativkreislauf, der durch Überforderung, mangelndem Handlungsspielraum, Verweigerung und Misserfolg wesentlich gekennzeichnet war, entlassen werden. Der Wechsel auf eine spezialisierte Schule mit kleinen Klassen und entsprechendem Lehr- und Lernangebot wurde unbedingt empfohlen. Um das Mutter-Sohn-Verhältnis zu entspannen, sollten wesentliche Verantwortungsbereiche wie Selbstkontrolle, Schul- und Hausaufgabenkontrolle, Disziplin, Regeln, Struktur und Eigenverantwortlichkeit sowie soziales Miteinander vorerst in ein neutrales Umfeld übertragen werden. Im Hinblick auf eine längerfristige Veränderung des sozialen bzw. schulischen Umfeldes sollte unterstützend über eine erneute Methylphenidatbehandlung nachgedacht werden. Diese Empfehlung konnten wir aus verschiedenen Gründen nicht umsetzen. Es gab zwar eine Schule im Rheinland, die all diese Voraussetzungen erfüllte. Wir schauten uns diese Privatschule an. Sie wäre sicherlich das Richtige für Jakob gewesen, jedoch scheiterte die Aufnahme an den Kosten. Mit dem Jugendamt wollte ich mich nicht auseinandersetzen, um eine Kostenübernahme zu erwirken.

Die Realschule

Jakob besuchte die Realschule, sein Lehrer kam schon nach zwei Wochen Unterricht auf mich zu. Mein Sohn durchlebte eine Frustration nach der anderen und er reagierte mit starken Bauchschmerzen. 2006 kam er in die sechste Klasse. Das erste Halbjahr war die reinste Katastrophe. Wir schalteten erneut die Schulpsychologin ein und wir trafen uns mit dem Direktor, Jakobs Klassenlehrer und der Therapeutin. Es war ein Mut machendes Gespräch, auch Jakob war anwesend. Danach zeigte er, was er imstande war zu leisten, es war wohl auch eine gute Zeit für ihn. Sein Sozialverhalten wurde besser, seine Schulnoten auch und wir alle waren glücklich über Jakobs Wandlung. Er blieb nicht sitzen, bekam jedoch die Empfehlung für den Besuch der Hauptschule. Diese Empfehlung war nicht bindend. Ich wollte meinen Sohn nicht auf die Hauptschule schicken. Die Angst, er könnte dort noch mehr abrutschen, war zu groß. Die Hauptschule genoss einen schlechten Ruf, viele Schüler waren gewalttätig. Da Jakob so impulsiv und aggressiv in seiner Grundveranlagung war, dachte ich, dass der Umgang dort für ihn das „Aus" bedeuten würde. Ich malte mir die schrecklichsten Dinge aus und so entschied ich mich, weil auch Jakob unbedingt auf der Realschule bleiben wollte, gegen die Empfehlung.

Immer wieder informierte ich mich auch über den neuesten Stand bezüglich der ADS-Problematik. Am 27.06.2007 las ich Folgendes in der Apotheken Umschau: *„Zappelphilipps Weltkarriere-Experte: Vielleicht bald die am häufigsten medikamentös behandelte Krankheit.*

Professor Richard M. Scheffler aus Berkeley/USA glaubt, dass das „Hyperaktivitäts-Syndrom" (ADHS) weltweit zur häufigsten mit Medikamenten behandelten Krankheit werden könnte. Eine von ihm durchgeführte Studie ergab, dass die Ausgaben für Medikamente gegen das landläufig „Zappelphilipp-Syndrom" genannte Leiden von Kindern in zehn Jahren um das Neunfache gestiegen sind. Noch entfallen 83 Prozent des Gesamtumsatzes auf die USA. Scheffler ist aber überzeugt, dass es sich beim ADHS nicht um ein typisch amerikanisches Problem handelt."
Gesundheitsmagazin „Apotheken Umschau" 6/2007 B. Diese Zahlen beunruhigten mich und ich wehrte mich gegen eine Behandlung mit Medikamenten.

Das siebte Schuljahr war auf ganzer Linie sehr ernüchternd. Mein Sohn kam in die Pubertät. Wie süß, er kam in den Stimmbruch. Er distanzierte sich von mir. Also, er nahm in einem Jahr 20 kg zu und wurde von Tag zu Tag größer. Seine Hände waren riesig, seine Gelenke breit und ansonsten war er schlank. Er glich seinem Vater sehr. Jakob wurde innerhalb eines Jahres ein richtiger Teenager. Er war ruhiger, er trampelte nicht mehr die Treppen rauf und runter, er knallte nicht mehr die Türen und er konnte auch leise sein, wenn man es ihm sagte. Seine Tischmanieren waren in der Öffentlichkeit gut und er war nach wie vor ein sehr ordentliches Kind. Er brauchte „das Aufgeräumte" für sein Auge, sagte er. Er war einer der wenigen Teenager, die ihr Zimmer so pflegten. Schon seit gut zwei Jahren brauchte ich nichts mehr in seinem Zimmer zu machen. Er brauchte die äußere Ordnung, weil er in sich so chaotisch war.

Erste Liebe

Mein Sohn verliebte sich in Valery. Mein 14-jähriger Sohn, der nie über Mädchen sprach oder schwärmte, stand auf einmal mit einer süßen, fast 15-Jährigen im Flur. Er war romantisch und sehr bemüht. Valery war ein sehr nettes Mädchen und ich hatte sie sofort in mein Herz geschlossen. Nach ein paar Monaten wurde Jakob wieder zunehmend unruhiger und aggressiver. Valery nervte ihn, sie bestimmte sein Leben. Er fühlte sich, so glaubte ich, sehr in seinen Freiheiten eingeschränkt und so kam es wie es kommen musste. Die beiden hatten jeden Tag Streit und in den Sommerferien kam es zur Trennung. Jakob wirkte äußerlich erleichtert, aber ich glaubte, dass es ihm nicht leicht fiel. Wie immer sprach er nicht darüber. Ich jedoch weinte wegen der lieben kleinen Valery.

Die Wiederholung der siebten Klasse

Jakob hatte das Klassenziel der siebten Klasse nicht erreicht. Er war sitzengeblieben. Meine Ängste nahmen wieder zu. Die Antwort auf diesen Stress kam umgehend. Ich wurde ins Krankenhaus eingeliefert, mit dem dritten Hörsturz innerhalb von eineinhalb Jahren. Die Ärzte therapierten mich und die Medikamente in Verbindung mit der Ruhe ließen meine Ohren wieder hören. Ich war sehr unsicher und kraftlos, ich litt unter Ängsten, Albträumen, Schlaflosigkeit und Wahrnehmungsstörungen. Jakob hatte ja erst einmal Ferien und die waren wie immer schön.

Wenn mein Sohn keinen Druck hatte und auch ich keinen Druck machte, ging es uns beiden gut. Aber das neue Schuljahr ließ nicht auf sich warten. Jakob wiederholte nun die siebte Klasse, wurde sofort zum Klassensprecher gewählt und die anfänglichen Noten waren so gut wie noch nie. Trotzdem hielt ich die Luft an, denn ich hatte diese Phasen schon mehr als einmal erlebt. Im Juni 2007 fand übrigens auch in Würzburg der erste internationale Kongress zu ADHS statt, leider hatte ich davon erst später gehört. *„Über 1000 Psychiater, Psychotherapeuten, Ärzte und Forscher* - so berichtete die „Main-Post" vom 4.6.2007 - *diskutierten über Grundlagen und neue Erkenntnisse zum „Zappelphilipp-Syndrom".*

Kurz vor den Herbstferien stürzte er wieder ab. Es hagelte wieder Tadel und ich war fassungslos. Hat es denn nie ein Ende, hatte ich mich gefragt. Ich fühlte mich so hilflos und erschöpft. Diese Ohnmacht zu spüren, es war kaum auszuhalten. Ich sah kein Licht mehr am Ende des Tunnels und kämpfte mit Gefühlsschwankungen. Schon wieder die Enttäuschung. Ich erlitt wieder einen Hörsturz. Es kam zur stationären Aufnahme. Kurz nach meiner Entlassung folgten Gespräche mit den Lehrern. Einige hatten noch Geduld, andere wiederum waren mit ihrem Latein am Ende. Per Post kam fast täglich ein Tadel bis hin zum Schulleiter-Tadel. Wieder war ich hin- und hergerissen, ob Jakob nun wegen seiner ADHS-Problematik oder wegen seiner überaus egoistischen und tyrannischen Art so ein unsoziales Verhalten an den Tag legte. Er machte einfach keine Hausaufgaben, er ärgerte seine Mitschüler, die ihn auch provozierten. Jakob sah immer nur sich, gab allen anderen die Schuld für sein Verhalten. Er war überhaupt nicht in der Lage zu reflektieren und die Situation objektiv zu betrachten. Er veränderte sein Verhalten auch dann nicht, wenn klar war, dass er Mist gebaut hatte.

Bei uns Zuhause spitzte sich die Familiensituation immer mehr zu. Er schlief jeden Tag bis 17 Uhr, dann stand er auf, ging zum Sport und kam erst so gegen 21 Uhr zurück. Er war oft auf sozialen Plattformen im Internet unterwegs, nahm sein Abendbrot im Zimmer ein und schlief meistens erst so gegen ein oder zwei Uhr nachts ein. Morgens wollte er nicht aufstehen, natürlich, er war müde. Immer öfters versuchte er, zu Hause zu bleiben, er klagte über Magenschmerzen, Kopfschmerzen und Halsschmerzen. An manchen Tagen stand er auf, ging duschen und legte sich wieder ins Bett. Jeden Morgen hatten wir Auseinandersetzungen, Stress und Wutausbrüche. Es war sehr nervenaufreibend und belastend.

Die Ernüchterung

Das Jahr 2009, Jakobs 15. Lebensjahr. Sein Halbjahreszeugnis sprach eine ganz deutliche Sprache. Drei Fünfen in den Nebenfächern und ansonsten, sah man mal von Sport ab, alles Vieren. Jakob war ein hervorragender Sportler, egal um welche Sportart es ging. Es fiel ihm mehr als leicht, aber auch dort entwickelte er keine Leidenschaft. Es war ihm egal. Mir tat das leid, weil ich sein Potenzial sah. Über die Schulnoten konnte ich schon nicht mehr sauer sein. Dennoch hoffte ich, dass ein Wunder geschehe und mein Sohn aus heiterem Himmel gute Noten, gutes Verhalten und

Motivation an den Tag legen würde. Aber die Hoffnung einer Mutter stirbt zuletzt und fast jeder malte mir Jakobs Zukunft in den düstersten Farben aus. Der Tenor meiner Mitmenschen war: „Ja, Jakob wird mit größter Wahrscheinlichkeit so gerade eben, wenn er Glück hat, den Hauptschulabschluss schaffen. Jakob wird in der Fabrik arbeiten müssen, falls sie ihn überhaupt dort nehmen, Jakob kann ja für sechs Euro Stundenlohn Taxi fahren und Jakob wird sein Leben nicht geregelt kriegen."

Es war schwer als Mutter diese Sätze zu ignorieren. Trotzdem beschützte ich Jakob. „Liebesentzug, Computer- und Fernsehverbot, Hausarrest braucht das Kind" waren die gut gemeinten Ratschläge. Ich jedoch suchte immer wieder das Gespräch mit Jakob – weil ich wusste, dass Sanktionen meinen Sohn nicht ändern. Im Gegenteil, er hätte sein Vertrauen mir gegenüber auch auf Eis gelegt und sich verschlossen. Ich wusste, dass es so gekommen wäre. Ich hätte gar keinen Einfluss mehr gehabt. Ich habe dann "losgelassen", Jakobs Verhalten inklusive seiner Schulnoten ihm überlassen. Jakob trug ab diesem Zeitpunkt die Verantwortung für sein Tun. „Ich hatte es mir einfach gemacht", dachten viele meiner Freunde, sicherlich einige aus meiner Familie und sicherlich auch Jakobs Lehrer. Jakob war jedoch 15 Jahre alt und musste begreifen, um was es in der Schule ging. Nur die eigene Motivation bringt einen Menschen weiter.

Und wie gesagt, die Hoffnung stirbt zuletzt. Ich hoffte und betete und versuchte positiv zu denken. Damals war ein Achtzehnjähriger 200 Meter von einem Auto mitgeschliffen worden – er war tot. „Was sind dagegen schlechte Schulnoten" sagte ich mir. Jakob hatte Freude am Leben, er hatte einen netten Freundeskreis und hing nicht am Bahnhof herum, mit einem Bier in der Hand.

Ich konnte auch nur dem Kinder- und Jugendlichenpsychotherapeut Dr. Hans Hopf beipflichten, *„dass der gesunde Drang der Jungen nach Bewegung und Abenteuer in der Pädagogik zu wenig beantwortet wird, zu sehr würden ADHS-Symptome allein auf biologische Ursachen zurückgeführt, statt das Wechselspiel von Leib, Seele und Umweltbedingungen im Ganzen zu betrachten."*

Auf einer Veranstaltung der Katholischen Hochschule NRW Aachen am 26.03.2012 beklagte er den massiven Anstieg von Ritalin. In 17 Jahren stieg die Gabe um 5000 % !!! auf 1,3 Millionen Tabletten. In dieser Pressemitteilung von Frau Claudia Dechamps las ich bei kts by pressekat.de zudem:

„Dr. Hans Hopf warf einen anderen, psychoanalytischen Blick auf das affektgeladene, symptomatische Verhalten vieler Jungen. Diese versuchen, ihre unbewussten inneren Konfliktspannungen über ein nach außen gerichtetes Verhalten abzureagieren. Jungen sind grundsätzlich begeistert von Bewegung, Abenteuer und Wettstreit, was auf das Hormon Testosteron zurückzuführen ist. Und diese Lust an Bewegung sollte nicht unterdrückt werden. Mädchen und ihre Bedürfnisse nach Nähe und Beziehungen dürften nicht zum Maßstab werden, an dem Jungen gemessen werden, warnte er gleichzeitig." Dem konnte ich nichts hinzufügen, weil ich auch absolut dieser Meinung war und bin.

Auch Eva Herman hatte einen wunderbaren und aufweckenden Artikel am 02.04.2012 im Kopp-Verlag mit dem Titel „Ritalin:

Wie die Pharmaindustrie unsere Kinder vorsätzlich zerstört"
veröffentlicht. Ich bin der Meinung, dass jedes Elternteil,
welches sich bewusst und kritisch mit dieser Problematik auseinandersetzen muss und will, diesen erhellenden Beitrag lesen
sollte, denn es geht um das eigene Kind. Prof. Dr. Gerald Hüther,
ein renommierter Neurobiologe, vertritt in Eva Hermanns Artikel
eine klare Postion: *„Erwachsene müssen selbst entscheiden, ob sie
sich mithilfe von Psychostimulanzien noch besser an die absur-
den Leistungsanforderungen unserer gegenwärtigen Gesellschaft
anpassen wollen. Aber Kinder können das noch nicht selbst entscheiden, diese Entscheidung müssen ihre Eltern als verantwor-
tungsbewusste Erwachsene treffen."*

Das Loslassen

Jakob hatte so eben noch die Kurve gekratzt. Er war versetzt worden. Welch ein Kampf! Er hatte den Unterricht im zweiten Halbjahr
der Klasse fast immer regelmäßig besucht. Er kam sehr häufig zu
spät zum Unterricht. Seine Klassenlehrerin, Jakob und ich hatten
uns im Juli zusammengesetzt, um nach einer Lösung zu suchen.
Jakob sollte, sofern er nicht pünktlich zur Schule erschien, von
der Polizei zum Unterricht gebracht werden. Der nette Mann vom
Ordnungsamt war dann tatsächlich einmal in unserem Haus. Jakob jedoch war schon unterwegs zur Schule. Der Beamte hatte sich
den Jungen dann in der Schule zur Brust genommen – seitdem
war mein Sohn immer pünktlich. Er war vor der ganzen Klasse
bloßgestellt worden und diese Tatsache kratzte an seiner Ehre. Die

Schulleitung hatte Jakob im Sommer 2009 mit der Auflage von 25 Sozialstunden versetzt, die er im Evangelischen Kindergarten absolvierte. Jakob war schon über 1,83 Meter groß, er legte sein Kinn auf meinen Kopf. Seine Motivation ließ zu wünschen übrig und er machte nach wie vor die Nacht zum Tag und umgekehrt. Ansonsten war er nett und eine liebe Nachbarin sagte immer, dass er sehr freundlich und hilfsbereit sei und gute Umgangsformen hätte. Sie hatte ihn in ihr Herz geschlossen, weil Jakob eine ehrliche Haut war und ist.

Der Alkohol und die weichen Drogen

Zu Karneval im Februar 2010 war Jakob betrunken, er torkelte und sein Blick war gläsern und seine Stimme langsam und angestrengt. Ich war entsetzt und kämpfte mit meiner Beherrschung. Es kommt immer so plötzlich, natürlich war er jetzt 16 Jahre alt, natürlich hätte er schon viel früher sternhagelvoll nach Hause kommen können. Trotzdem! Zusätzlich dealte und konsumierte er Gras bzw. Hasch. Es kam zur Verhandlung, da er verpfiffen wurde. Jakob stand vor Gericht und musste sich unter Hilfestellung unserer Rechtsanwältin verantworten. Das Urteil: 50 Sozialstunden und eine Drogenberatung. Jakob und ich gingen zusätzlich zur Familienberatung. Mir taten diese Stunden sehr gut, weil Jakob zuhören musste.

Die Medikamentengabe

Im März 2010 vereinbarte ich erneut einen Termin mit einem Kinder- und Jugendarzt. Die Androhung des Unterrichtsausschlusses stand an. Nach zwei langen Gesprächen und erneuter Überprüfung von Jakobs Verhalten mittels Fragebögen, die seine Lehrer, ich und auch er selbst ausgefüllt hatten, empfahl der Arzt ein Medikament und eine stationäre Therapie. Jakobs Vater und ich hatten uns zusammen mit Jakob erst einmal nur für die Gabe der Tabletten entschieden. Sein Vater, der sämtliche Medikamente ablehnt und selbst auch keine nimmt, war strikt dagegen. Ich konnte ihn jedoch mit der Argumentation, dass wir es dem Kind schuldig wären, es zumindest auszuprobieren, vorerst überzeugen, der Medikamentengabe beizustimmen. Eine stationäre Therapie hatten wir nicht abgelehnt. Jedoch war es Jakobs Wunsch gewesen, erst einmal Abstand von der „Klapse" zu nehmen, dem wir nachgekommen sind. Bei einer positiven Veränderung musste ein stationärer Aufenthalt ja nicht zwangsläufig sein. Tatsächlich, Jakob wurde unmittelbar nach der Einnahme des Medikaments weicher, sozialer und viel entspannter. In der Schule konnte er sich besser konzentrieren, war nicht mehr so auffällig und erzielte bessere Noten. Er bemerkte sofort den Unterschied und nahm das Mittel gerne ein, da sein Leben einfacher und harmonischer wurde. Er war äußerst gewissenhaft mit der Einnahme und frühstückte jeden Morgen. Am Wochenende und in den Ferienzeiten setzte er es ab. Normalerweise hätte er diese Tabletten durchnehmen müssen, aber auch da entschied er. Er hielt sein Gewicht, hatte Appetit. Es folgten regelmäßige Blutkontrollen, die immer völlig unauffällig waren. Für mich war es fantastisch. Ich war glücklich, denn Jakob erledigte Dinge ohne zu diskutieren. Wir beide hatten endlich eine relativ normale Mutter-Kind-Beziehung. Trotzdem war ich ein wenig angespannt, weil Jakob bisher auch immer wieder abgerutscht war. Er blieb jedoch lange Zeit konstant. Trotzdem war da immer ein Unbehagen in mir, immer machte ich mir Gedanken und hatte ein so schlechtes Gewissen.

Methylphenydat (ist ein Arzneistoff, Handelsname ist u.a. Ritalin) hat Nebenwirkungen und auf einer kritischen Seite im Internet (http://www.ritalin-kritik.de/) waren sie aufgelistet.
Methylphenydat ist ein Medikament

- das nichts heilt
- an dem Hersteller wie Händler gewaltig verdienen
- das, wie auch Speed und Kokain, in den Dopamin- und Noradrenalinhaushalt im Gehirn eingreift
- das auf das Bewustssein wirkt und Symptome von geistiger Krankheit erzeugen kann
- das Sucht und Abhängigkeit erzeugen kann
- das, wie jede andere Droge, im Körper in den Zellen eingelagert wird und noch über viele Jahre nach Absetzen auf den Verstand und damit auf geistige Prozesse wirkt
- das beim Absetzten heftige Reaktionen hervorrufen kann
- das, wie jede Droge, Vitaminmangelzustände produziert. Dieser Vitaminmangel kann das Herz und das Herz-Kreislaufsystem schädigen. Methylphenidat steht im Verdacht, Herzinfarkte, Schlaganfälle, Bluthochdruck, Atherosklerose und Herzschwäche zu verursachen oder zu begünstigen

- das Unruhe, Aggressivität, Depressionen und Übererreg-
  barkeit verstärken oder sogar auslösen kann
- das psychotische Reaktionen mit Sinnestäuschen auslösen
  kann (von Selbstmorden und Selbstmordversuchen bei
  Kindern wurde vermehrt berichtet)
- das Hirngefäße entzünden und sogar verschließen kann
- das zu hepatitischem Koma führen kann
- das viele Langzeitschäden und weitere Probleme
  verursachen kann
- das zum Tode führen kann

Die Frage, die ich mir oft stelle, lautet: warum weitet sich ADHS immer mehr aus, obwohl es Medikamente, Therapien und Diäten gibt? Ist ADHS ein gesellschaftliches Problem und welche Potenziale hat der sogenannte Zappelphilipp? Viele Prominente outen sich und auch ich denke, dass vieles an der ADHS-Problematik als Gewinn gesehen werden kann, wenn man in der Lage ist, die negativen Merkmale in positive umzuzwitschen. So auch Simone Blaß, t-online.de, 22.11.2013, 14:56h:

„Eine vom deutschen Bundesverband Arbeitskreis Überaktives Kind in Zusammenarbeit mit der Charité der Humboldt Universität in Berlin durchgeführte Befragung hat ergeben, dass 76 Prozent aller befragten Eltern an ihrem von ADHS betroffenen Kind vor allem dessen außerordentliche Sensibilität schätzen. 68 Prozent bewundern die unersättliche Neugier, 67 Prozent den ausgeprägten Gerechtigkeitssinn und 64 Prozent schätzen die große Phantasie. Fast alle Kinder mit ADHS verfügen zusätzlich über eine starke kreative Begabung.“

Die Zeit der Tabletteneinnahme dauerte „nur" eineinhalb Jahre, wir mussten uns aber schweren Herzens dafür entscheiden, weil Jakob in dieser Phase der totale schulische Absturz drohte. Allerdings entschieden wir uns gegen das gefürchtete Ritalin und bevorzugten ein anderes Präparat mit einer deutlich niedrigeren Dosierung.

Das Ankommen

Jakob hatte sich, wie man so schön sagt, prächtig entwickelt. Er war ein gut aussehender Jugendlicher geworden, groß und sehnig. Er spielte Fußball, wenn auch unregelmäßig. Er pflegte einen großen Bekanntenkreis und genoss seine Freizeit am Wochenende. Er war kommunikativ, witzig, tolerant, selbstständig und man höre und staune etwas pflichtbewusster.

Das Medikament machte ihn tatsächlich konzentrierter, ruhiger im Sinne von Ruhepol und auch selbstbewusster. Seine Schulnoten waren wesentlich besser, nicht dass er ein Musterschüler war, das wird er sicherlich nie. Er konnte und kann durchaus sehr gute Leistungen bringen, wenn er dazu aufgelegt ist. Unser Verhältnis war um einiges besser geworden, wir gingen entspannt miteinander um, konnten lachen. Diskussionen waren selten. Es war einfach eine gute Zeit.

Jakob hatte im Winter 2011 das Medikament schleichend abgesetzt, kurz vor seinem 18. Lebensjahr. Das Absetzen so kurz vor seinem Realschulabschluss bereitete mir Bauchschmerzen. Aber er bestand seine Mittlere Reife und begann 2012 mit einer Ausbildung zum Mediengestalter. Nach bestandener Prüfung will Jakob sich weiterbilden. Sein Ziel ist das Studium. Er ist sehr ruhig geworden, hat viele soziale Kontakte, ist empathisch, lustig, hilfsbereit, sehr selbstständig, spielt regelmäßig Fußball und genießt sein Leben. Seit einem Jahr hat er eine feste Freundin, Anne, eine wundervolle junge Frau. Er ist glücklich und in dieser Gesellschaft angekommen. Einer meiner beiden Brüder hat mir am 18. Mai 2011 eine seiner Nieren gespendet. Heute geht es mir sehr gut. Ich bin glücklich. Der Kampf hat sich gelohnt!

Herbst 2018

Jakob ist jetzt 24 Jahre jung und in den letzten sieben Jahren ist wieder sehr viel passiert. Jakob lebt und arbeitet in einer Großstadt und wohnt in einer WG. Nachdem er vor etwa drei Jahren mit Alkohol und Drogen, ich nehme an, er hatte gekifft, meinen Wagen nach einer Party in der Nacht in den Graben gefahren hatte, musste er seinen Führerschein abgeben. Das Gericht verhängte eine hohe Strafe, der Führerschein wurde für fast zwei Jahre einkassiert, es folgten ein Jahr lang Urinkontrollen (absolute Abstinenz von Alkohol und Drogen), eine therapeutische Begleitung in Form einer Gruppentherapie mit anschließender MPU (Medizinisch-Psychologische Untersuchung) und mein Kleinwagen war leider ein Totalschaden. Dieser Fehltritt hatte Jakob ganz derbe wieder aus der Bahn geworfen. Er beendete seine Ausbildung im zweiten Anlauf mit Erfolg und kurze Zeit später verfiel er in eine Lethargie. Er wurde immer müder, immer träger, immer fauler, immer unzuverlässiger und war in seiner Sprache extrem reduziert und rotzig. Wir hatten einfach keinen Zugang mehr zueinander. Ich war sehr müde, sehr traurig, sehr wütend und natürlich extrem hilflos.

Im August 2014 habe ich drei Monate um das Nierchen meines Bruders gekämpft. Die drei Monate im Krankenhaus waren die Hölle und ich hatte den Kampf um die Niere verloren. Jakob musste auch das noch verkraften und hatte gewiss, wie viele Menschen, Angst um mich. Im August 2017 habe ich entschieden, mich von Jakob und meinem Lebensgefährten zu trennen.

Ich lebe jetzt 70 Kilometer von Jakob entfernt, diese räumliche Trennung hat uns beiden sehr gut getan. Jakob geht regelmäßig und auch gewissenhaft einer Arbeit nach. Er ist motiviert und sein Ziel ist es, die MPU zu bestehen, um wieder mobil zu sein. Natürlich hat er sich verschuldet und es tut mir leid, dass dieser Unfall und seine Folgen ihn finanziell so belasten. Dieser „Spaß" hat ihn 10.000 Euro gekostet. Wie sagt man so schön, man lernt nur dann, wenn es richtig weh tut. Mein Leben ist zur Zeit sehr harmonisch, ich bin dankbar, weil ich sehr gute Freunde habe und ich genieße jeden Tag. Drei Tage in der Woche gehe ich zur Dialyse, stehe auf der Transplantationsliste und warte sehnsüchtig auf ein geeignetes Organ.

Nachträgliche Gedanken zum Thema ADHS

Historie

Anno 1845, interessanterweise etwa zeitgleich mit dem Eintritt in das Industriezeitalter, entwarf der Frankfurter Psychiater, Lyriker und Kinderbuchautor Heinrich Hoffmann eines der bekanntesten deutschen Kinderbücher. Sein Werk „Der Struwwelpeter" enthält mehrere Kurzgeschichten, in denen er beobachtetes und durchaus natürliches kindliches Verhalten im erzieherischen und mahnenden Kontext aufgreift. Seine Figuren erleben als Folge ihres Verhaltens empfindliche Konsequenzen. Berühmte Beispiele: Der Zappelphilipp kann nicht still am Tisch sitzen, schaukelt wie wild geworden auf seinem Stuhl herum und stürzt samt Tischdecke, Mahlzeit und Stuhl zu Boden. Hans-Guck-in-die-Luft rennt auf seinem Schulweg gedankenverloren und den Blick gen Himmel gerichtet einen Hund über den Haufen und fällt anschließend samt Schulmappe ins Wasser. Der Suppenkasper will seine Suppe partout nicht essen und magert soweit ab, dass er sogar stirbt.

Eine der ersten wissenschaftlichen Bekundungen zum sogeannten Fehlverhalten von Kindern lieferte 1902 der englische Kinderarzt George Frederic Still. Er sprach von einem „Defekt der moralischen Kontrolle" und stellte damit die bis dato gehandelten Ursachen einer schlechten Erziehung oder misslicher Umgebungsbedingungen in Abrede. Die Auseinandersetzung mit dem sich zunehmend manifestierenden Störungsbild anhand neurobiologischer Parameter begann in den 1970er-Jahren und nannte sich damals noch MCD (Minimale Cerebrale Dysfunktion). Zappelphilipp und Co. haben für mächtig Aufruhr gesorgt. Bis zum Jahre 2004 lagen bereits an die 19.000 Forschungsarbeiten zum Thema vor, wobei viele Thesen und Hypothesen im Wettstreit liegen, so wie die Interessensgruppen selbst, die hinter diesem Wust an Forschungen stecken. Diese Gemengelage bildet die Grundlage allgemein vereinbarter Definitionen für die sogenannte ADHS, und im Weiteren basiert darauf eine Diagnostik mit entsprechenden Verfahren.

Was ist ADHS?

Definition

Das Kürzel ADHS steht für Aufmerksamkeitsdefizit-Hyperaktivitätsstörung und wird von Wissenschaft und Medizin als neurobiologische Funktionsstörung betrachtet. Von ADHS betroffene Kinder sind solche, denen es an der von dieser Gesellschaft eingeforderten Aufmerksamkeit mangelt, die sich nur schwer auf etwas konzentrieren können, deren Motivation zu wünschen übrig lässt und die durch ein mitunter aggressives Verhalten auffallen. Hinzu kommt eine ausgeprägte körperliche Unruhe und gelegentlich bis oft impulsives Verhalten. Dies alles kann zu einem teils erheblichen Konfliktpotenzial in den für Kinder wesentlichen Lebensbereichen wie Familie, Kindergarten, Schule und Ausbildung führen. Auch der kontinuierliche Aufbau sowie die sensible Pflege sozialer Beziehungen können in Mitleidenschaft geraten.

Im Allgemeinen wird ADHS in drei Kategorien eingeordnet: leicht, mittelschwer und schwer. Leicht Betroffene sollen nicht behandlungsbedürftig sein. Auffällig bei ihnen ist eine hohe Kreativität bei einer gleichzeitig geminderten Konzentrationsfähigkeit sowie impulsive Reaktionsmuster. Bei mittelschwer Betroffenen steigt die Wahrscheinlichkeit, dass innerhalb der Schul- und Berufslaufbahn ein Versagen eintreten kann. Eine Behandlung wird angeraten, obwohl man eine gestörte Entwicklung des Sozialverhaltens wohl meistens ausschließen kann. Das komplette Krankheitsbild zeigt sich bei den schwer Betroffenen, die alle oder fast alle die als ADHS-typisch ausgemachten Symptome aufweisen. Ohne eine Behandlung dürften sich die Zukunftsprognosen dieser Personen – insbesondere im Sozialverhalten – sehr negativ gestalten. Außerdem besteht die Gefahr, Suchtverhalten und kriminelle Neigungen zu entwickeln, was eine Behandlung unumgänglich machen würde.

Die Kernthesen bei allen Diskussionen und Spekulationen bezüglich ADHS ranken sich um den im Gehirn tätigen Botenstoff Dopamin, der unter anderem die Aufgabe hat, die Informationsweiterleitung zwischen den Nervenzellen zu bewerkstelligen. Eine Unterversorgung mit besagtem Botenstoff verursacht eine schlechte bis unzureichende Filtration von Reizen. Dies hat zur Folge, dass das Auftreten neuer Gedanken nicht in vorgesehener Weise reguliert werden kann und begonnene Gedanken nicht zu Ende gedacht werden (können).

Symptome

ADHS soll an signifikanten Leitsymptomen zu erkennen sein. Die hervorstechendsten sind Hyperaktivität, Impulsivität, motorische Unruhe, leichte Ablenkbarkeit, Unaufmerksamkeit und Konzentrationsschwächen. Diesen Leitsymptomen untergeordnete Symptome respektive daraus resultierende Begleiterscheinungen sollen sein:

- Schwierigkeiten in der Regulierung eigener Gefühle
- Reduziertes Einfühlungsvermögen
- Fehlende Selbstkontrolle
- Distanzgemindertes Verhalten
- Eingeschränktes Selbstwertgefühl
- Klassenwiederholungen
- Spezielle Formen der Beschulung wie Förderschule, Integrationsstatus und dergleichen
- Schulverweise
- Lernprobleme und geringere Schulbildung
- Lese-/Rechtschreibstörungen, Rechenstörungen
- Höheres Unfallrisiko, auch im Straßenverkehr
- Einschlafstörungen
- Beeinträchtigte Beziehungen zu Gleichaltrigen
- Beeinträchtigte Beziehungen zu Eltern und anderen Familienmitgliedern
- Angststörungen
- Depressionen
- Motorische Koordinationsstörungen
- Tics
- Sprachstörungen

Schätzungen beziffern, dass 300.000 bis 700.000 Kinder und Jugendliche in Deutschland in dieses zurechtgebastelte Raster fallen und demnach von ADHS betroffen sind (3 - 7 %). Die Anzahl der „Verdächtigten" mit weniger Symptomen dürfte jedoch deutlich höher liegen. Bemerkenswert ist: Jungen weisen die genannten Symtome zwei- bis viermal häufiger auf als Mädchen.

Diagnostik und vereinbarte Diagnoseverfahren

„Siehst Du einen Riesen, so prüfe den Stand der Sonne, ob es nicht der Schatten eines Zwerges ist." *(Friedrich Nietzsche)*

Wie klärend, wie erleichternd wäre es, wenn Eltern bei möglichen Anzeichen auf ADHS mit ihrem Kind den Weg zum Arzt antreten könnten, um dort mittels einer Blutabnahme eine eindeutige Diagnose zu erhalten, ob nun ADHS definitiv vorliegt oder nicht. Bedauerlicherweise ist dem nicht so. Ein weiteres immenses Problem ist der Mangel an Ärzten, die in Sachen einer fundierten ADHS-Diagnose entsprechend ausgebildet sind. Bei den wenigen ADHS-spezialisierten Ärzten sind Wartezeiten von mindestens zwei Monaten in Kauf zu nehmen – und in den meisten Fällen lange Anfahrtswege zu bewältigen, denn es gibt sie kaum: Ärzte, die eine halbwegs verlässliche ADHS-Diagnose stellen können. Hinzu kommt die Tatsache, dass sich die „Fachwelt" darin einig ist, die genauen Ursachen der ADHS als weitestgehend ungeklärt bezeichnen zu müssen. Die gängigen Diagnosestellungen gestalten sich sehr komplex, können über mehrere Wochen andauern und werden im Verdachtsfall als Voraussetzung für eine Behandlung empfohlen. Erste Ansprechperson sollte der Kinder- oder Jugendpsychiater, der Kinder- oder Jugendarzt oder ein auf Kinder/Jugendliche spezialisierter Psychotherapeut sein. Ziele der Diagnostik sind die Erfassung der individuellen Symptomatik.

Erfassung der ADHS-Symptomatik und einer möglicherweise begleitenden (komorbiden) Symptomatik wie beispielweise

- Oppositionelle Verhaltensstörungen
- Dissoziale Störungen des Sozialverhaltens
- Sprachstörungen
- Angststörungen
- Depressive Störungen
- Lese-/Rechtschreib-/Rechenstörung
- Autistische Störung

Differenzialdiagnostische Abgrenzung gegenüber anderen Störungen wie zum Beispiel

- Sinnesschädigungen (Sehen/Hören)
- Neurologische Erkrankungen wie Epilepsie, Schädel-Hirn-Trauma, regelmäßige Einnahme von Medikamenten (insbesondere von Phenobarbital, Antihistaminika, Steroiden, Sympathomimetika)
- Erfassung von körperlichen, kognitiven, motorischen, emotionalen und sozialen Faktoren, die zur Aufrechterhaltung der Symptomatik beitragen

Weitere Grundlagen der ADHS-Diagnostik sind das Erkunden und Erforschen (Exploration) mit dem Kind hinsichtlich seiner verschiedenen Bezugspersonen einschließlich einer sorgfältigen Erhebung der Vorgeschichte. Auch die Verhaltens- und Erlebnisweisen des Kindes in verschiedenen sozialen Umgebungen durch diverse Informanten zu erfassen, ist von Bedeutung, um ein möglichst geschlossenes Bild zu erhalten. Eine ergänzende Hilfe bei der diagnostischen Einschätzung bilden Fragebögen zur Erfassung der ADHS-Symptomatik sowie komorbider Symptome. Es folgt eine körperliche Untersuchung einschließlich der Beobachtung, Beschreibung und Bewertung des Verhaltens des Patienten in der Untersuchungssituation. Ergänzend zu den vorgenannten Diagnosekriterien wird ein Intelligenz- und Leistungstest vorgenommen, weitergehende neuropsychologische Untersuchungen mit entsprechender Verhaltensbeobachtung können folgen. Bisher gibt es keine apparativen oder psychologischen Untersuchungs- oder Fragebogenverfahren, die alleine ausreichen, um die Diagnose einer ADHS zu sichern. Grundlage für eine anschließende Behandlung soll die Aufklärung und die Beratung der Eltern, des Kindes/Jugendlichen und seiner Bezugspersonen sein.

Mögliche Entstehungsfaktoren und Ursachen von ADHS

„Wer zur Quelle will, muss gegen den Strom schwimmen."

(Hermann Hesse)

Mögliche Ursachen der ADHS gilt es in genetischen, ernährungs-physiologischen, umweltbedingten und psychosozialen Variablen beziehungsweise in deren Zusammenwirken zu ergründen. Ganz wichtig bei diesem äußerst schwierigen Unterfangen ist es, auf-tretende Wechselwirkungen der einzelnen Faktoren untereinan-der zu berücksichtigen. Ein Beispiel: Bei einer genetisch beding-ten Ursache können eine schlechte Ernährung sowie schwierige soziale Verhältnisse das Fass zum Überlaufen bringen und alle Beteiligten in den Wahnsinn treiben. Lebt ein Kind mit gleichen Merkmalen in einem fürsorglichen Haushalt, in dem darauf ge-achtet wird, dass gesunde Kost auf den Tisch kommt, läuft alles glimpflicher ab und die Aussichten auf das Ausmerzen der Stö-rung sind gegeben. Wie bei anderen Krankheiten oder Störungs-bildern auch, ist es in den meisten Fällen nicht eine einzige Ursa-che, sondern das Zusammenwirken mehrerer negativer Faktoren, die eine Krankheit auslösen.

Genetische Faktoren

Vorab: Gesicherte Erkenntnisse liegen immer noch nicht vor. Es gibt verschiedene Erklärungsmodelle, eine ist z B. eine Störung im Dopaminstoffwechsel. Dopamin ist ein wichtiger Neurotransmitter (Botenstoff) im Nervensystem. Er ist notwendig für

- Lebensfreude und Gelassenheit
- Konzentration
- Kraftvolle Bewegung
- Motivation
- Wohlbefinden
- Aktivierung des Immunsystems
- Reaktion
- Koordination und Regulierung des Appetits.

Dopamin hat in Verbindung mit Noradrenalin einen wesentlichen Einfluss auf unser Glücksempfinden.

Die Hypothese geht dahin, dass das Dopamin nicht in ausreichender Menge in dem Raum (Synaptischen Spalt) zwischen zwei Nervenzellen zur Verfügung steht, weil es wieder zu schnell durch das Transportersystem aufgenommen wird. Das heißt, die Regulation des Botenstoffs Dopamin ist beeinträchtigt. Diese Disregulation könnte einen genetischen Hintergrund haben. Insgesamt lassen die molekulargenetischen Untersuchungen derzeit jedoch keine gesicherten Aussagen zu.

Pädagogische Faktoren

Schon was das ungeborene Kind im Mutterleib erlebt, hat Auswirkungen auf sein ganzes späteres Leben. Angstzustände, Ablehnung und Unsicherheiten haben häufig ihre Wurzeln im Vorgeburtlichen.

- Ablehnung des Kindes seitens der Mutter
- Emotionale Belastungen der Mutter
- Sauerstoffmangel unter der Geburt
- Belastungen mit Drogen, Alkohol, Nikotin und Medikamenten

Weitere Gründe für ADHS

- Psychische Erkrankung eines Elternteils
- Beengte Wohnverhältnisse
- Niedriges Einkommen
- Alleinerziehende
- Disharmonie zwischen den Eltern, häufiger Streit
- Häufige Bestrafungen
- Kein oder sehr wenig Lob
- Fehlende Strukturierung des Alltags
- Fehlender Halt
- Fehlende Vorbildfunktion
- Inkonsequenz in der Erziehung

Ernährungsbedingte Faktoren

Es gibt viele Artikel und Studien* über ernährungsbedingte Ursachen. Zusammenfassend kann gesagt werden,
- dass Zucker und Weißmehl reduziert werden sollten
- dass bedingt essentielle Nährstoffe, Omega-3-Fettsäuren und Eicosapentaensäure die Symptome reduzieren können
- dass sich die Gabe von ungesättigten Fettsäuren, Alpha-Linolensäure in Kombination mit Zink und Vitamin E positiv zur Verringerung der ADHS-Problematik auswirkt
- dass eine Magnesium-Therapie die Abnahme der Hyperaktivität begünstigen kann
- dass die Ausleitung von Schwermetallen durch eine reine, basenorientierte Ernährung bei der Behandlung in Betracht gezogen werden sollte
- dass Glutamat, künstliche Aromen, Phosphate und Farbstoffe und Konservierungsstoffe gemieden werden sollten
- dass auf die reichliche Zufuhr von natürlichen Nährstoffen zu achten ist
- dass Multivitaminpräparate die Lernfähigkeit bzw. die schulischen Leistungen begünstigen

Die Lebens- und Essgewohnheiten werden günstigerweise innerhalb der Familie auf den Kopf gestellt und eine gute und individuelle Ernährungsberatung über Wochen und Monate begünstigt den Therapieverlauf. Das Verhalten, die Hyperaktivität, das Lernen, die Aufmerksamkeit, die Lernstörungen und die Ausdauer können durch die Ernährungsumstellung positiv beeinflusst werden.

* www.adhspedia.de

Umweltfaktoren

Unsere Gesellschaft entwickelt sich immer schneller und jeder Mensch muss sich an die Veränderungen anpassen und zwar mit Leib, Geist und Seele. Die Frage ist, können wir uns gesellschaftlichen Veränderungen anpassen, ohne krank zu werden?

- Die Lautstärke überall
- Die ständige Berieselung, Reizüberflutung, Computerspiele, zu viel Fernsehen
- Im ständigen Strahlenkreuzfeuer durch Funkmasten, Mobiltelefone und WLAN
- Leistungsdruck in der Schule, im Beruf
- Eltern haben kaum Zeit für ihre Kinder, weil sie der Existenzsicherung und den falschen Werten hinterhereifern, die viel Geld kosten
- Das Normengeflecht ist enger geworden, das heißt es gibt immer weniger Raum für die Ausprägung von Individualität
- Der Zwang zur Anpassung wächst
- Es kommt immer mehr zur Standardisierung und Stereotypisierung der Gesellschaft
- Die Nervosität der Eltern überträgt sich auf die Kinder
- Die Tagesplanungen sind überfrachtet
- Der Wunsch nach dem perfekten Kind, mindestens drei Sprachen lernen, mindestens ein Intrument beherrschen, Fußball spielen, Ballett tanzen und, und, und...

Das folgende Zitat eines unbekannten Verfassers ist enorm überzogen, aber gerade deshalb auch aufweckend:

„Schaut euch eure Städte an, in denen ihr umgeben von Beton, Plastik und stickiger Luft dahinvegetiert, werdet euch des chemiedurchseuchten Fraßes bewusst, den ihr als Nahrung getarnt täglich in euch und eure Kinder hineinstopft, beleuchtet die Elektronik kritisch, die euch beherrscht und von der ihr seltsamerweise fasziniert seid, blickt auf die Zwänge, unter denen ihr täglich knechtet, und hinterfragt die euch eingeimpften, sich vom Leben abkehrenden Werte, denen ihr nacheifert. Werft einen Blick auf die Zombies, die ihr selbst geworden seid. Und da wundert ihr euch, dass eure Kinder irre werden?"

Medikamente und Therapien

„Man sollte niemals zu einem Arzt gehen, ohne zu wissen, was dessen Lieblingsdiagnose ist." *(Henry Fielding)*

ADHS ist nach aktuellem Wissensstand nicht heilbar und die Behandlung erfolgt symptombezogen. Je nach Behandlungsbedarf des Patienten, kommt es zu einer kombinierten Anwendung einer oder mehrerer Behandlungsmethoden. Diese multimodale Therapie hängt auch von der Ausprägung ab. Man unterscheidet leichte, mittelschwere und die schwere Ausprägung der ADHS. Zudem wird sie unterteilt in Medikamente und Therapien.

DSM-5 (Diagnostischer und statistischer Leitfaden psychischer Störungen)
- Vorwiegend hyperaktiv-impulsives Erscheinungsbild
- Vorwiegend unaufmerksames Erscheinungsbild
- Kombiniertes Erscheinungsbild

ICD-10 (Internationale Klassifikation der Krankheiten)
- Aufmerksamkeitsstörungen ohne Hyperaktivität
- Hyperkinetische Störung des Sozialverhaltens
- Einfache Aufmerksamkeits-und Hyperaktivitätsstörung

Bei der multimodalen Behandlungsweise werden die pyschosozialen Hilfen, die Ernährungsform und eine medizinische Therapie miteinander kombiniert.

Pyschosoziale Hilfen

- Als wichtiger Bestandteil steht die Beratung und Aufklärung der Eltern und des Kindes an
- Die Eltern absolvieren anschließend z. B. ein Verhaltenstraining, besuchen regelmäßig eine Selbsthilfegruppe, um Kraft zu schöpfen und Informationen zu erhalten, Voraussetzung ist die Kooperationsbereitschaft beider Eltern (Bezugspersonen)
- Das Kind wird durch eine Verhaltenstherapie gestärkt, übt z. B. Selbstmanagement, Förderung der Konzentration, soziale Kompetenz

  „Soziales Kompetenztraining zur Verbesserung des zwischenmenschlichen Zusammenlebens und der Minderung von aggressiven Verhaltensstörungen;

  Einzel- und/oder Gruppenpsychotherapie zur Verminderung von geringem Selbstwertgefühl und/oder Problemen mit Gleichaltrigen;

  Übungsbehandlungen zur Verminderung von möglichen Entwicklungsstörungen (Teilleistungsschwächen wie Rechen- oder Lese- und Rechtschreibschwäche)."

  www.neurologen-und-psychiater-im-netz.org
- Die LehrerInnen in der Schule werden selbstverständlich mit eingebunden

Neben der Verhaltenstherapie bieten sich noch an
- Kognitve Therapie
- Ergotherapie

Orthomolekulare Hilfe

- Mikronährstoffanalyse und Mikronährstofftherapie
- Abgestimmte Zusammenstellung gesunder Lebensmittel, vielleicht die Erwägung einer oligoantigenen Diät
- Vermeidung schädlicher Genussmittel und anderer Schadstoffe

Medikamentöse Therapie

1. Methylphenidat:
Der Wirkstoff Metylphenidat ist als Wirkstoff in den Präparaten Ritalin, Medikinet, Concerta oder Equasym enthalten.
Häufige Nebenwirkungen: weniger Appetit, Gewichtsverlust, Schlafstörungen, Kopfschmerzen, Bauchschmerzen, Übelkeit, Irritabilität.

2. Dexamfetamin:
Handelsname ist Attentin.
Häufige Nebenwirkungen: weniger Appetit, Gewichtsverlust, Schlafstörungen, Kopfschmerzen, Bauchschmerzen, Übelkeit, Irritabilität.

3. Lisdexamfetamin:
Das Präparat heißt Elvanse, der Wirkmechanismus ist nicht vollständig geklärt.
Häufige Nebenwirkungen: weniger Appetit, Gewichtsverlust, Kopfschmerzen, Bauchschmerzen, Übelkeit, Irritabilität, Durchfall, Mundtrockenheit, Angst, Schwindel, Reizbarkeit und Schlaflosigkeit.

4. Atomoxetin:
Der Handelsname ist Strattera, es ist ein selektiver Noradrenalin-Wiederaufnahmehemmer. Atomoxetin gilt nicht als Betäubungsmittel und macht nicht abhängig.
Häufige Nebenwirkungen: weniger Appetit, Kopfschmerzen, Bauchschmerzen, Übelkeit, Irritabilität, Erbrechen, Reizbarkeit, Stimmungsschwankungen, Schlaflosigkeit, Schwindel und Verstopfung.

5. Guanfacin:
Die Handelsnamen sind Intuniv, Afken, Estulic und Tenex.
Häufige Nebenwirkungen: Somnolenz (Benommenheit, krankhafte Schläfrigkeit), Ermüdung, Sedierung, Blutdruck, Bradycardie (langsame Herztätigkeit), Gewichtsverlust, Depressionen, Angst und Gefühlsschwankungen.

Wirkungsmechanismus erklärt am Beispiel von Methylphenidat: Dieses Medikament hemmt die Wiederaufnahme der Neurotransmitter Dopamin und Noradrenalin, indem es deren Transporter in ihrer Funktion blockiert. Infolge der Wiederaufnahmehemmung erhöht sich die Konzentration der Botenstoffe im Synaptischen Spalt und ihre Wirkung hält länger an. D.h., die Konzentration kann länger gehalten werden.

Gedanken von Jakobs Vater

Ich habe Jakob auf der Sonnenseite dieses komischen ADHS' begleitet – an den Wochenenden. Ohne aufstehen müssen, aber mit viel ausschlafen können. Mit leckeren, selbstgemachten Pfannkuchen zum Frühstück, mit viel Zeit zur freien Gestaltung ohne nervige Verpflichtungen, wie sie an den restlichen fünf Tagen der Woche auf dem Programm standen, und fast ohne die Bewältigung dieser ihn in Zwietracht katapultiernden Hausaufgaben.

Von seinem vierten bis zu seinem 13. Lebensjahr lebten wir das klassische „Jedes-zweite-Wochenende-Prinzip". Als früher selbst aktiver Fußballer fuhr ich ihn kreuz und quer durch die Landschaft zu Fußballspielen seines Vereins. Manchmal durfte ich sogar als Schiedsrichter einspringen. Des Weiteren gingen wir oft schwimmen, Pilze sammeln, Lagerfeuer machen und besuchten die Geburtstagsfeiern seiner Freunde. Wir machten es uns Zuhause gemütlich, aßen gutes, selbst zubereitetes Essen, spielten Brett- und Gedächtnisspiele und ich erlebte Jakob zwar als schwierig, aber letztendlich als formbar. Was sollte ich denn erwarten, wenn doch der Apfel nicht weit vom Stamm fällt?

Geboren in den Sechziger Jahren des vergangenen Jahrhunderts, war ich als Kind oft zornig, aufmüpfig und in den entscheidenden Situationen gehorsam. Das Lernen machte mir gar keinen Spaß, manchmal war ich impulsiv, hin und wieder lethargisch, oft versunken in meine Gedanken. Aber ich hatte das Glück, in einer Zeit Kind sein zu dürfen, in der man sich als Knirps derartige Verhaltensschwankungen noch „leisten" konnte, ohne ein passendes Krankheitsbild übergestülpt zu bekommen, nur weil man so ist wie man halt ist. Nicht auszudenken, mit welchem Wahnsinn ich konfrontiert worden wäre, würde ich mit meinen damals noch als natürlich empfundenen Anlagen in unserer heutigen Zeit aufwachsen. Die zu erwartenden Diagnosen: Autist, ADHS, Syndrom dies, Syndrom das, irgendwas wird sich finden lassen. Die Konsequenzen: Pillen, Psychologen, Ratlosigkeit und ein inneres Inferno aus Verzweiflung, nicht wahr- und ernstgenommen zu werden.

Es geht mir nicht darum, die Erscheinungen von ADHS zu leugnen, sondern ich möchte Ihnen ein paar Gedankengänge mitgeben, die es Ihnen gegebenenfalls gestatten, das Phänomen ADHS etwas differenzierter zu betrachten. Dass Kinder unter den heutigen Umwelt- und Lebensbedingungen Verhaltensweisen zeigen, die den Symptomen der ADHS entsprechen, ist eine Zwangsläufigkeit. Aus dem ehemaligen ADS (Aufmerksamkeits-Defizit-Syndrom) wurde irgendwann die ADHS (Aufmerksamkeits-Defizit-Hyperaktivitäts-Störung). Warum? Das bleibt wohl ein ewiges Geheimnis der dafür Verantwortlichen.

Die Erscheinungen von ADHS basieren meines Erachtens hauptsächlich auf einem immer enger werdenden Verhaltenskorsett, einem teils fatalen Bewegungsmangel, einer völlig aus den Fugen geratenen Ernährung und den sich gegenseitig bedingenden Auswirkungen dieser Faktoren.

In einer Gesellschaft, die darauf ausgerichtet ist, den funktionierenden Normbürger zu produzieren, ist kein Platz für natürliches kindliches Verhalten. Ein Kind, das individuelle Verhaltensweisen an den Tag legt, läuft Gefahr das festgesetzte Nor-

menraster zu verlassen und fällt auf – es wird verhaltensauffäl-
lig und schon schwebt das Gespenst ADHS mit seinen nebulösen
Schleiern über ihm.

Über Ernährung gibt es Tausende von Büchern mit teils sehr kon-
troversen Auffassungen. Über die Wechselwirkung zwischen unserer heutigen Ernährung und den der ADHS zugeschriebenen
Symptomen ließen sich mindestens zehn weitere Bücher schreiben. Deswegen sollen an dieser Stelle zwei besonders hervor-
stechende Merkmale „moderner" Ernährung Erwähnung finden:
Zu viel Zucker und zu wenige Nähr- und Vitalstoffe.

Im Laufe der letzten vier Jahrzehnte ist die zu kaufende Nahrung
immer künstlicher geworden, so dass die heutigen Lebensmittel
überwiegend leblose, chemiedurchseuchte Erzeugnisse sind, die
mittels der Beigabe entsprechender Geschmacksverstärker und einer Vielzahl anderer Zusatzstoffe zwar hervorragend schmecken,
schön wackeln und auch satt machen, aber so gut wie keine le-
bensspendende Energie mehr in sich tragen. Diese Waren kann
man durchaus als Lebensmittel getarnte Füllstoffe bezeichnen.

Gummibärchen, Kekse, Schokoriegel, Fastfood, Fertig- und Mik-
rowellengerichte und dergleichen sind rein künstliche Produkte
und beinhalten so gut wie keine Nähr- oder Vitalstoffe, dafür aber
viel Zucker, denn die Kombination aus Fett und Zucker macht
regelrecht gefräßig. Ob Salatdressing, Nudelsauce, Wurst, Ketch-
up, Fertigsuppen, Gurken, Fertiggerichte, Brot oder Chips, in fast
allen von der Lebensmittelindustrie hergestellten Produkten ist
Zucker drin, und zwar teilweise in nicht unerheblichen Mengen.
Zu viel Zucker begünstigt bei Kindern hyperaktives Verhalten

und ist der Nährboden für Folgekrankheiten wie Fettleibigkeit, Diabetes und Karies.

Völlig aus dem Ruder läuft der Zuckerkonsum bei Getränken. In Apfelsaft, Orangensaft, Kakaogetränken, Limonaden und colahaltigen Getränken, aber auch in Joghurts sind zehn bis 15 Gramm Zucker pro 100 Milliliter enthalten. So werden mit einer einzigen 0,33-Liter-Dose dieser Getränke durchschnittlich etwa 40 Gramm Zucker in den Körper der Kinder gespült, das sind bei drei Dosen schon 120 Gramm. Und dabei bleibt es ja nicht, da, wie zuvor aufgeführt, in fast allen Produkten Zucker enthalten ist. So steht zu befürchten, dass die meisten Kinder einer täglichen Zuckerzufuhr von mindestens 200 bis 300 Gramm ausgesetzt sind. Dass dies – übrigens auch bei Erwachsenen– in einem gesundheitlichen Fiasko endet, wird wohl keiner bestreiten wollen.

Besondere Vorsicht ist bei Produkten geboten, die mit OHNE ZUCKER! werben beziehungsweise prahlen. In diesen Erzeugnissen befinden sich synthetische Süßstoffe wie das berüchtigte Aspartam oder zuckerhaltige Substanzen unter den Decknamen Maissirup (HFCS), Lactose, Dextrose, Fructose, Maltose oder Isoglycose. Verantwortungsvolle Eltern sind aufgefordert selbst zu recherchieren, was es mit diesen dubiosen Substanzen auf sich hat und welche verheerenden Auswirkungen damit einhergehen. Als ernährungsbewusste Eltern haben wir von Anfang an darauf geachtet, Jakob gesund zu ernähren und vor allen Dingen diese Flut an Zucker bis auf ein Minimum einzudämmen. Ich möchte mir gar nicht vorstellen, wie alles verlaufen wäre, hätten wir dies nicht getan.
Seit einiger Zeit taucht im Zusammenhang mit ADHS das ähnlich

klingende Kürzel NADH auf. Bei NADH handelt es sich um ein sogenanntes Co-Enzym. Ein Co-Enzym ist eine Substanz, die die Tätigkeit aller im Körper tätigen Enzyme steigert, ein Turbolader für Enzyme sozusagen. Enzyme entfachen im Körper viele biochemische Prozesse und Reaktionen und sind unter anderem am Stoffwechsel, der Atmung sowie der Verdauung beteiligt.

NADH als Co-Enzym 1 ist das wohl wichtigste Co-Enzym in unserem Körper. Es fungiert als Treibstoff der Energieproduktion in jeder Zelle und steigert kognitive Fähigkeiten wie Konzentration und Aufmerksamkeit. NADH ist kein Medikament, sondern ein in Apotheken oder Gesundheitsshops erhältliches Nahrungsergänzungsmittel – und es hat keine Nebenwirkungen!

Was Sie als Eltern zusätzlich noch tun können

Es heißt, ADHS wäre nicht heilbar. Wirklich? Zerlegen Sie die ADHS in ihre einzelnen Bestandteile und schauen Sie genau hin! Hat ihr Kind eher Konzentrationsschwierigkeiten/Aufmerksamkeitsdefizite oder neigt es eher zu hyperaktivem Verhalten?

Bei hyperaktivem Verhalten ist es dringend geboten, die Zutatenliste der Produkte genau unter die Lupe zu nehmen, die Ihre Kinder konsumieren und als Folge dessen darauf zu achten, dass der Zuckerkonsum und der aller anderen zuckerhaltigen Substanzen drastisch eingeschränkt wird.

Liegen die Schwierigkeiten Ihres Kindes eher im Bereich mangelnder Aufmerksamkeit und einer auffallenden Konzentrationsschwäche, empfiehlt sich das zuvor erwähnte NADH, das auch als natürliche Alternative zu Pillen wie Ritalin und Co. angewendet werden kann.

Nehmen Sie Ihre Kinder an die Hand und sorgen Sie für viel Bewegung und Sauerstoff, was auch Ihnen selbst gut tut. Es empfehlen sich Wanderungen im Wald, Kletter- oder Erlebnisparks sowie regelmäßiges Schwimmengehen.

Ich wünsche Ihnen, dass diese Anregungen dazu beitragen, Ihr Kind mit sanften Maßnahmen und Mitteln „in die Spur zu bekommen".

Karlas Schlusswort

Was haben wir geschafft, werden viele Leser fragen.

Meines Erachtens haben wir es geschafft, weil wir die Liebe, dieses starke Band zwischen Mutter und Kind, hatten. Ohne sie hätten wir es nicht geschafft. Diese Liebe war jeden Morgen aufs Neue vorhanden. Mein Sohn brauchte gerade wegen seiner ADHS-Problematik diese rückhaltlose Mutterliebe und den rückhaltlosen Halt, davon bin ich fest überzeugt. Ich bin zudem von der Hoffnung und der Zuversicht getragen worden. Jedes Gespräch mit Freunden und Therapeuten hat mir Kraft gegeben, hat mich getragen, dafür bin ich sehr dankbar. In diesen Jahren bin ich auch Gott wieder näher gekommen, es gab keinen Tag ohne Gebet.

Der Liebe, der Hoffnung und dem Glauben haben wir es zu verdanken, dass Jakob trotz aller zuvor geschilderten Widrigkeiten seinen Platz im Leben und in der Gesellschaft gefunden hat.

Natürlich habe ich mich sehr oft gefragt, wie Jakobs Entwicklung wohl mit einer frühzeitigeren Medikamentengabe verlaufen wäre? Eine mühselige Frage! Heute kann ich sagen, dass es richtig war, Jakob die medikamentöse Therapie bis zu dem Zeitpunkt zu ersparen, an dem wir wegen seines drohenden schulischen Absturzes und einer wohl nicht mehr zu verhindernden Einweisung in die Kinder- und Jugendpsychiatrie gemeinsam entschieden hatten, eine Behandlung mit Tabletten „auszuprobieren".

Ich wünsche Eltern mit auffälligen Kindern schnellere und gut vernetzte Hilfen. Ich wünsche, dass die Eltern ernst genommen und durch Fachleute gut aufgeklärt, geschult und gestärkt werden. Darüber hinaus wünsche ich mir für diese so empathischen wie auch anstrengenden Kinder eine besondere Schulform, in der sie ihre positiven Fähigkeiten weiterentwickeln können und in der auf mögliche Entwicklungsstörungen gezielt eingegangen werden kann. So würden diese besonderen Kinder und Jugendlichen nicht mehr so schnell durch das Raster fallen und wären in unserer Gesellschaft integriert.

Nun wünsche ich mir, dass euch unsere Geschichte Mut macht und die Kraft gibt, mit eurem Kind EUREN Weg zu gehen.

Literaturnachweis

Bücher, Vorträge, Zeitungsartikel, Pressemitteilungen und Berichte, aus denen ich zitiert habe und die mich sicherlich in meiner Sichtweise beeinflusst haben:

- Eltern, ein Magazin für werdende Eltern, junge Familien, alleinerziehende Mütter und Väter
- Unsere Nahrung – unser Schicksal, Dr. med. M.O. Bruker
- Familienkonferenz, Thomas Gordan
- A.D.S.-Buch, Elisabeth Aust-Claus und Petra M. Hammer
- Wackelpeter & Trotzkopf, Manfred Döpfner und Stephanie Schürmann
- Der kleine Tyrann, Jirina Prekop
- Zeitungsartikel Süddeutsche Zeitung, 14.12.2001 Das späte Zittern des Zappelphilipps, Falsch verordnete Medikamente für hyperaktive Kinder könnten das Risiko für die Parkinson-Krankheit erhöhen, Hilka de Groot
- Apotheken Umschau 6/2007 B, 27.06.2007, Zappelphilipps Weltkarriere - Experte: Vielleicht bald die am häufigsten medikamentös behandelte Krankheit
- Main-Post, 04.06.2007, Über 1.000 Psychiater, Psychotherapeuten, Ärzte und Forscher diskutieren über Grundlagen und neue Erkenntnisse zum Zappelphilipp-Syndrom
- Katholische Hochschule NRW Aachen, 26.03.2012, Dr. Hans Hopf, Kinder- und Jugendlichenpsychotherapeut
- Kopp-Verlag, Ritalin: Wie die Pharmaindustrie unsere Kinder vorsätzlich zerstört, 02.04.2012, Eva Herman
- Prof. Dr. Gerald Hüther, Neurobiologe
- http://www.ritalin-kritik.de/
- http://www.adhs-team.de/wp, Der Zappelphilipp und sein Potenzial Jan 14
- http://www.adhspedia.de/
- http://www.neurologen-und-psychiater-im-netz.org

Herstellung und Verlag:
BoD- Books on Demand, Norderstedt
ISBN: 978-3-7481-2940-0